EINFÜHRUNG IN DIE VARIATIONSSTATISTIK

MIT BESONDERER BERÜCKSICHTIGUNG DER BIOLOGIE

VON

DR. W. A. COLLIER

MIT 8 ABBILDUNGEN

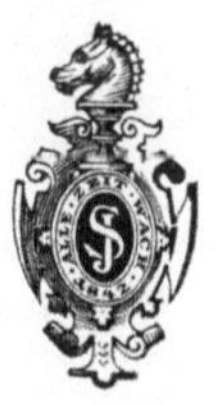

Springer-Verlag Berlin Heidelberg GmbH

ISBN 978-3-662-23805-9 ISBN 978-3-662-25908-5 (eBook)
DOI 10.1007/978-3-662-25908-5

Ursprünglich erschienen bei Julius Springer in Berlin 1921.

Vorwort.

An guten Lehrbüchern der Variationsstatistik, die vor allen Dingen für Biologen bestimmt sind, ist kein Mangel. Trotzdem aber dürfte eine kurzgefaßte Einführung in dieses Gebiet wohl am Platze sein, fehlt es doch oft an Zeit, um umfangreiche Werke, wie Johannsen oder Lang mit Erfolg durchzuarbeiten. Der Vererbungsforscher wird sich dazu wohl genötigt sehen, anders aber der Vertreter anderer biologischer Disziplinen oder der Mediziner. Für diese besonders ist die kurze Einführung berechnet, die naturgemäß nur die wichtigsten Methoden in kürzester Fassung bieten kann. Die Variationsstatistik läßt sich erfolgreich auch auf Gebiete ausdehnen, die bisher dieser Methode noch fern standen, ich denke besonders an die Immunitätswissenschaft. Wenn auch die Musterbeispiele meist dieser entlehnt sind, so ist die kleine Schrift doch für jeden bestimmt, der sich kurz über die variationsstatistischen Methoden orientieren will.

Abgeschlossen Zehlendorf, August 1921.

W. A. Collier.

Inhaltsverzeichnis.

Anhang.

Variationsstatistik.

Die Aufgabe der Variationsstatistik liegt darin, das Maß und die Art der Mannigfaltigkeit einer Gesamtsumme von Beobachtungen, Reaktionen usw. gleicher Art zusammenzufassen und in feste Formeln zu bringen. Statt der Vielförmigkeit einer Reihe von Reaktionen usw. kann man auch dieselbe im Laufe der Zeit sich ändernde Reaktion eines bestimmten Teiles untersuchen. So kann z. B. die Variation der Titerzahl, die sich im Serum eines Individuums im Laufe der Zeit ändert, Gegenstand der Untersuchung sein.

Bei allem muß stets folgendes beobachtet werden: Bei jeder Beobachtung, Reaktion usw. ist die Gesamterscheinung in getrennte Merkmale zu zerlegen, die streng definiert und auseinandergehalten werden müssen. Jedes Einzelmerkmal wird für sich allein untersucht, und nur gleichartige Einzelmerkmale dürfen zunächst miteinander verglichen werden, so z. B. die Virulenz des gleichen Stammes, die Antitoxinbildung gegen die gleichen Toxine, die Desinfektionskraft des gleichen Chemikals usw.

Die Variante V.

Das Maß, das jedesmal bei der Beurteilung der verschiedenen Einzelfälle gefunden wird, heißt Variante. Es ist nach Möglichkeit in Zahlenwerten auszudrücken, seien es nun absolute oder Verhältniszahlen, und wird durch das Symbol V bezeichnet. Es gibt so viele Varianten eines Einzelmerkmales, wie man Einzelfälle vorliegen hat. Da aber für gewöhnlich viele Einzelmerkmale einen untereinander gleichen Zahlenwert besitzen, gibt es weniger verschiedene Varianten, als die Gesamtzahl der Varianten beträgt.

Die Frequenz p.

Bei der Untersuchung von beispielsweise 100 verschiedenen Pferdeseren auf Immunitätseinheiten des Diphtherieantitoxins (nachdem die Pferde alle nach genau der gleichen Methode behandelt worden sind) ist die Anzahl der Immunitätseinheiten eines jeden einzelnen Serums eine Variante V. Bei der Prüfung zeigt sich bei einem Serum eine Stärke von 130 I.-E., und bei den anderen Seren stellen sich im weiteren Verlaufe der Messungen noch eine ganze Reihe heraus, die gleichfalls alle die gleiche Anzahl von I.-E. besitzen, nämlich 130. Die Anzahl der Seren, die von allen 100 untersuchten eine Stärke von 130 I.-E. besitzen, ist die Häufigkeit, die absolute Frequenz p der Variante 130. Die Frequenz p heißt auch vielfach die Repräsentanzziffer.

Einteilung der Variabilität.

Es werden zwei große Gruppen von Variationsreihen unterschieden: Die quantitative oder Reihenvariation und die qualitative oder alternierende Variation.

Die quantitative oder die Reihenvariation zeichnet sich dadurch aus, daß ihre Variantenunterschiede in Zahlenwerten ausgedrückt werden können. Die Varianten können entsprechend ihrem Zahlenwert in einer aufsteigenden und absteigenden Reihe angeordnet werden.

Die qualitative oder alternative Variation läßt zunächst den Unterschied der Varianten nicht zahlenmäßig ausdrücken. Hierher gehört z. B. der positive oder negative Ausfall einer Reihe von bakteriologischen Versuchen, Unterschiede in Färbung, Unterschiede chemischen und physikalischen Charakters. Die Zeit wird es allerdings langsam dahin bringen, daß allmählich alles Qualitative auf Quantitatives zurückgeführt werden kann.

Einteilung der Reihenvariation.

Die Reihenvariation läßt sich ihrerseits wieder in zwei Kategorien trennen. Bei der einen lassen sich die Unterschiede der Varianten nur durch ganze Zahlen ausdrücken. Man spricht dann von ganzen oder diskreten Varianten. Als Beispiel sei die Zahl lebensfähiger Keime nach einer verschieden lange Zeit dauernden Desinfektionsprobe und die Zahl der phagozytierten Bakterien bei der Wrightschen Methodik der Bestimmung des opsonischen Indexes angeführt.

Die zweite Kategorie der Reihenvariationen unterscheidet sich von der ersten dadurch, daß die Unterschiede der Varianten in den verschiedensten, selbst kleinsten Abstufungen vorkommen und meist durch gebrochene Zahlen dargestellt werden müssen. Man bezeichnet sie als kontinuierliche oder Klassenvarianten. Hierher gehören alle Variationen, die sich auf Maße, Gewichte, Proportionen und Verhältnisse beziehen, so z. B. Titerwerte usw.

Um die kontinuierlichen Varianten, die durch beliebig große, ganze oder gebrochene Zahlen ausgedrückt werden, variationsstatistisch bearbeiten zu können, ist es notwendig, die ganze Reihe künstlich in Klassen zu teilen. Diese sind willkürlich zu wählen, doch muß stets der Spielraum für alle Klassen gleich groß sein. Nimmt man beispielsweise bei der Bestimmung von Immunitätseinheiten je 10 I.-E. als Klassenspielraum, so reicht dieser Klassenspielraum von 10 I.-E. von 0—10, 10—20, 20—30 I.-E. usw. Varianten von 22, 26, 29 I.-E. gehören dann in die dritte Klasse (20—30 I.-E.).

Beobachtungsgrundbedingungen.

Eine Grundbedingung für ein gutes Resultat ist vor allen Dingen die genauste und exakteste Feststellung des Wertes einer jeden Variante. Für jedes Material muß jedesmal eine Methode ermittelt werden, bei der Beobachtungsfehler, gleich welcher Art, nach Möglichkeit ausgeschaltet werden.

Auch beim Beobachter selbst kommen häufig physiologische oder psychologische Faktoren in Betracht, die Fehler ergeben können. Aus diesem Grunde empfiehlt es sich und ist fast selbstverständlich, daß jede Beobachtung bzw. Messung der einzelnen Varianten und vor allen Dingen die mathematischen Berechnungen zwei oder mehrere Male wiederholt werden. Auch die Anwendung zweier verschiedener Methoden, die einander parallel laufen, ist anzuraten. Am sichersten jedoch ist eine Wiederholung der gesamten Messungen, Berechnungen usw. durch verschiedene, voneinander unbeeinflußte Beobachter.

Eine weitere Grundbedingung ist die Anwendung der Methode der großen Zahlen auf das Untersuchungsmaterial. Es müssen so viel Varianten wie möglich zur Untersuchung gelangen. Allerdings kommt es häufig auch auf die Art des Materials und die speziellen Verhältnisse an. In der Biometrik und speziell in der Anthropologie nimmt man für gewöhnlich 1000 Varianten als eine brauchhare Zahl an. In der Immunitätswissenschaft und der Bakteriologie hingegen kommen derartig große Beobachtungsreihen allerdings weit seltener vor. Immerhin muß man stets darauf achten, eine möglichst große Anzahl von Varianten zu verwenden.

Biologisch brauchbare Resultate.

Um biologisch wirklich brauchbare Resultate zu erhalten, ist es notwendig, daß das Material möglichst einheitlich ist. In der Biometrik verlangt man stets eine genotypische Einheitlichkeit. Es hätte sicherlich recht wenig Sinn, in einem großen zoologischen Garten die Zahl der Erythrozyten im cmm aller vorhandenen Warmblüter zu berechnen, um einen Typus festzustellen. Hier würden Raubtiere, Nager, Wiederkäuer, Stelzvögel, Tauben usw. in völlig zufälligem Verhältnis miteinander verglichen werden, und es würde eine wissenschaftlich ergebnislose Arbeit sein.

Man würde allerdings vielleicht eine Kurve erhalten, die der idealen Binomialkurve (s. u.) recht ähnlich wäre. Man hätte dann jedoch nur die Erythrozytenzahlen der Insassen des betreffenden zoologischen Gartens als „Kollektivgegenstand“ (Fechner) festgestellt, was von gar keinem praktischen Nutzen wäre.

Die Reihenaufstellung.

Um die Aufstellung der Reihen klarzumachen, diene folgendes Beispiel. Es werden bei 68 gesunden Personen die Zahlen der phagozytierten Bakterien in 100 Leukozyten nach der Wrightschen Technik gezählt. Es handelt sich um eine Zahl von $n = 68$ Versuchen, wobei n die Summe aller Einzelvarianten ist. In der zoologisch-botanischen Biometrik wird häufig der Ausdruck Population gebraucht. Unter diesem Begriff versteht Johannsen möglichst viele Individuen einer lokal begrenzten Kolonie einer Organismenart. Es dürfte vielleicht statthaft sein, diesen äußerst praktischen Ausdruck hier zu erweitern, nur muß man sich stets klar sein, daß es sich bei einer Reihe von Reaktionen usw. nur in übertragenem Sinne um eine Population handelt.

Es wird also eine Population opsonischer Wirkungen von $n = 68$ gesunden Menschen geprüft. Es sind also $n = 68$ Reaktionen, die die Population ausmachen.

Die Zahlen für die beobachteten 68 Varianten sind der Reihe nach folgende:

283, 286, 285, 280, 284, 282, 284, 286, 284, 283, 285, 287, 284, 283, 281, 284, 286, 282, 288, 283, 285, 285, 282, 286, 284, 283, 291, 285, 282, 284, 283, 285, 281, 284, 286, 288, 284, 282, 285, 284, 283, 279, 285, 284, 283, 282, 281, 284, 286, 283, 284, 285, 282, 284, 290, 285, 283, 286, 284, 284, 285, 287, 284, 285, 282, 284, 281, 285.

Diese 68 verschiedenen Varianten werden nun in eine Reihe geordnet, wobei man mit der kleinsten beginnt und mit der größten endet. Es ergibt sich also folgende Reihe:

Variantenklassen = Zahl der phagozytierten Bakterien:	279	280	281	282	283	284	285	286	287	288	289	290	291
Klassenfrequenz = Zahl der Fälle:	1	1	4	8	10	18	13	7	2	2	0	1	1.

Die Variante 282 kommt z. B. achtmal vor; 8 ist also die Frequenzziffer p dieser Variante. Für die Variante 286 ist $p = 7$, für die Variante 290 ist $p = 1$ usw. Bei der Ordnung der Varianten zeigt es sich, daß für die Variante 289 $p = 0$ ist, daß mit anderen Worten die Variante 289 fehlt. Es ist aber notwendig, Reihen mit äquidistanten Gliedern zu haben, und daher wird die Variante 289 mit der Frequenz 0 trotzdem in die Reihe eingesetzt.

Aus der dargestellten Reihe geht ferner die Tatsache hervor, daß bei jeder Ganzvariantenreihe die Zahl der verschiedenen Ganzvarianten mit den Variantenklassen zusammenfällt.

Die Variantenreihe.

Eine solche Reihe, wie sie hier vorliegt, zeigt schon ein wenn auch rohes Bild des Maßes der Variabilität innerhalb einer Population. So zeigt schon der Überblick, daß keine Fälle vorkommen, wo mehr als 291 und weniger als 279 phagozytierte Bakterien in 100 Phagozyten zu finden sind. Ferner geht hervor, daß Fälle mit 284 phagozytierten Bakterien in 100 Phagozyten weitaus am häufigsten vorkommen. Allerdings muß stets dabei im Auge behalten werden, daß es sich bei diesem Urteil um die vorliegende Population von 68 Fällen handelt. Bei einer Untersuchung einer weiteren, größeren Anzahl von Fällen würde sich vielleicht die Frequenzlücke der 289-Klasse ausfüllen und es würden Fälle zu beobachten sein, wo mehr als 291 und weniger als 279 Bakterien in 100 Phagozyten phagozytiert wären.

Die Variationsbreite.

Unter Variationsbreite oder Variationsweite versteht man den Abstand der niedrigsten Variante der fraglichen Population von der höchsten. Es ist also der Spielraum, in dem sich alle Varianten befinden. In dem vorliegenden Falle ist also die Variationsbreite 291 — 278 = 13 Einheiten (Bakterien). Diese Variationsbreite hat für die Beurteilung der Variabilität den allergeringsten Wert.

Der Mittelwert M.

Der Mittelwert oder der Durchschnittswert M ist das arithmetische Mittel sämtlicher n Varianten. Er wird dadurch gefunden, daß man die Frequenz p jeder Variantenklasse mit ihrem absoluten Werte V multipliziert und die einzelnen auf diese Weise gefundenen Produkte addiert. Die so erhaltene Summe ΣpV wird darauf durch die Gesamtzahl der n Varianten dividiert.

Der Mittelwert berechnet sich also nach der Formel:

$$M = \frac{\Sigma pV}{n}.$$

Wird nach dieser Formel die vorliegende Population berechnet, so ergibt sich:

$$M = \frac{1 \cdot 279 + 1 \cdot 280 + 4 \cdot 281 + 8 \cdot 282 + 10 \cdot 283 + 18 \cdot 284 + 13 \cdot 285 + 7 \cdot 286 + 2 \cdot 287 + 2 \cdot 288 + 0 \cdot 289 + 1 \cdot 290 + 1 \cdot 291}{68}$$

oder

$$M = \frac{279 + 280 + 1124 + 2256 + 2830 + 5112 + 3705 + 2002 + 574 + 576 + 290 + 291}{68}$$

oder aber $M = \frac{19\,319}{68}$, woraus sich berechnet:

$$M = 284{,}10.$$

Anm.: Σ ist das Summations- oder Additionszeichen.

Dieser Mittelwert ist für alle weiteren Berechnungen wichtig und unentbehrlich und soll bei jeder variationsstatistischen Bearbeitung einer Untersuchung mit angegeben werden.

Vereinfachte Berechnung von M.

Bei zahlreichen Populationen und vor allen Dingen dann, wenn die absoluten Maße der Varianten durch sehr hohe Zahlen ausgedrückt werden, wie dies auch in dem vorliegenden Falle zutrifft, ist die Berechnung von M nach der oben angegebenen Formel häufig äußerst zeitraubend. Diese Rechnung läßt sich bedeutend vereinfachen.

Zum Ausgangspunkt der Berechnung nimmt man jene Variantenklasse, die jedenfalls dem gesuchten Mittelwerte am nächsten liegen dürfte. Diese Klasse bzw. deren Wert, die als Ausgangspunkt für die Berechnung von M gewählt wird, nennt man A. In dem vorliegenden Falle scheint der Mittelwert bei der Variantenklasse 284 zu liegen. Man setzt also $A = 284$.

Es liegen nun bei dieser Variantenklasse drei Möglichkeiten vor. Der einfachste Fall wäre der, daß A genau mit dem Mittelwerte übereinstimmt, dann wäre $A = M$. Die beiden anderen Fälle sind die, daß A größer oder kleiner als M ist. Die Abweichung des Wertes A von dem Mittelwert M bezeichnet man mit b. Ist $A = M$, so ist $b = 0$.

In der vorliegenden Variationsreihe liegen von dem gewählten Ausgangspunkt A aus gesehen links die Minus-Varianten und rechts die Plus-Varianten. Jede Klasse weicht von der vorhergehenden bzw. folgenden um genau den gleichen Spielraum ab, der hier in diesem Falle gleich 1 ist. Die erste Klasse links von $A = 284$ weicht um -1 von A ab, es ist die Klasse 283, die erste Klasse rechts von A weicht um $+1$ ab, es ist die Klasse 285. Die zweite Klasse links von A weicht um -2 von A ab, es ist die Klasse 282, die zweite Klasse rechts von A weicht um $+2$ ab, es ist die Klasse 286. Auf diese Weise läßt sich die ganze Variantenreihe zerlegen.

Die um den gleichen Betrag links und rechts von A abweichenden Klassen sind die korrespondierenden oder Symmetrieklassen. Der Betrag der Abweichung von A in Klassenspielräumen ausgedrückt, heißt a.

Die rechts und links liegenden Symmetrieklassen haben eine ungleiche Frequenz, die durch die Differenz + oder — ausgedrückt wird.

Tritt der Fall ein, daß die Frequenz aller korrespondierenden Klassen die gleiche wäre, so wäre die Summe aller Plusabweichungen gleich der Summe aller Minusabweichungen und die Gesamtsumme wäre dann $= 0$. In diesem Falle wäre $b = 0$, und der gewählte Ausgangspunkt A wäre der Mittelpunkt M.

In dem vorliegenden Falle ist die Differenz in der Frequenz der beiden ersten korrespondierenden Klassen 285 und 283 (+ 13 und — 10) gleich + 3. Der Abstand a von A ist ein Klassenspielraum von der Größe 1. Es liegt also eine Abweichung + 3 vor. Ferner ist die Differenz in der Frequenz der beiden nächsten korrespondierenden Klassen 286 und 282 (+ 7 und — 8) gleich — 1. Der Abstand a von A beträgt hier 2 Klassenspielräume von der Größe 1. Es liegt hier also eine Abweichung von — 1 vor. Auf diese Weise wird nun fortgefahren.

Es ergibt sich hierbei folgende Aufstellung:

Symmetrieklassen Wert	285 283	286 282	287 281	288 280	289 279	290 278	291 277
a = Abweichung von A	1	2	3	4	5	6	7
Frequenz der + Klasse	+ 13	+ 7	+ 2	+ 2	0	+ 1	+ 1
Frequenz der — Klasse	— 10	— 8	— 4	— 1	— 1	0	0
Differenz der Frequenzen	+ 3	— 1	— 2	+ 1	— 1	+ 1	+ 1
Frequenzdifferenz multipliziert mit a	$+3 \cdot 1$	$-1 \cdot 2$	$-2 \cdot 3$	$+1 \cdot 4$	$-1 \cdot 5$	$+1 \cdot 6$	$+1 \cdot 7$
$p \cdot a$	+ 3	— 2	— 6	+ 4	— 5	+ 6	+ 7

Die Gesamtsumme der gefundenen Werte Σpa ist $= + 7$. Mit anderen Worten: es ist die Gesamtsumme aller positiven und negativen Abweichungen von der gewählten Ausgangsklasse $= + 7$. Es finden sich also auf der Plusseite 7 Abweichungen mehr, als da wären, wenn A der tatsächliche Mittelpunkt wäre. Dieser muß also um einen geringen Betrag größer sein, damit die Summe aller Plusabweichungen und Minusabweichungen nicht $= + 7$ sondern $= 0$ ist.

Um jetzt die Abweichung des Wertes A der gewählten Klasse vom Mittelwerte M, also um b zu berechnen, verteilt man den Überschuß gleichmäßig auf alle vorhandenen n Varianten. In dem vorliegenden Falle wird daher $+7$ durch $n = 68$ dividiert. Dieser durchschnittliche Zuwachs jeder Einzelvariante $\frac{+7}{68} = 0{,}1029$ oder rund $+0{,}10$ wird jetzt als b zu dem Werte der gewählten Ausgangsvariante hinzugezählt. Hierdurch erhält man $A + b = M$, also den Mittelwert. Es ergibt sich somit $M = 284 + 0{,}10 = 284{,}10$, die gleiche Zahl wie bei der gewöhnlichen Berechnung.

Berechnung mit einem anderen Ausgangspunkt.

An Stelle der Variantenklasse 284 hätte auch eine beliebige andere Klasse gewählt werden können. Allerdings wäre dann die Berechnung etwas komplizierter geworden, denn die Frequenzdifferenz der Symmetrieklassen würde nicht so gering sein, und der ganze Vorteil dieser Berechnungsart liegt ja darin, mit möglichst kleinen Zahlen rechnen zu müssen.

Wird beispielsweise als Ausgangspunkt A die Klasse 285 gewählt, so ergibt sich folgende Aufstellung:

Symmetrieklassen	286	287	288	289	290	291
Wert	284	283	282	281	280	279
a = Abweichung von A .	1	2	3	4	5	6
Frequenz der Plusklasse .	+ 7	+ 2	+ 2	0	+ 1	+ 1
Frequenz der Minusklasse	− 18	− 10	− 8	− 4	− 1	− 1
Differenz der Frequenzen .	− 11	− 8	− 6	− 4	0	0
Frequenzdifferenz multipliziert mit a: $ap =$ . .	− 11	− 16	− 18	− 16	0	0

$$\Sigma p \cdot a = -61$$

$$b = \frac{\Sigma pa}{n} = \frac{-61}{68} = -0{,}8970$$

oder abgerundet:

$$b = -0{,}90.$$

Hieraus berechnet sich M nach der Formel $M = A + b$ mit $M = 285 - 0{,}90$ als

$$M = 284{,}10.$$

Es ist also der gleiche Wert, der bereits gefunden war.

Zum Vergleich sei noch ein Beispiel angeführt, in dem als A ein niedriger Ausgangspunkt gewählt wird. Als A sei diesmal 282 gewählt. Hier ergibt sich folgende Aufstellung:

Symmetrieklassen	283	284	285	286	287	288	289	290	291
Wert	281	280	279	278	277	276	275	274	273
$a =$	1	2	3	4	5	6	7	8	9
Frequenz der Plusklassen .	+ 10	+ 18	+ 13	+ 7	+ 2	+ 2	0	+ 1	+ 1
Frequenz der Minusklassen	— 4	— 1	— 1	0	0	0	0	0	0
Frequenzdifferenz	+ 6	+ 17	+ 12	+ 7	+ 2	+ 2	0	+ 1	+ 1
$a \cdot p =$	+ 6	+ 34	+ 36	+ 28	+ 10	+ 12	0	+ 8	+ 9

$$\Sigma pa = + 143$$

$$b = \frac{\Sigma pa}{n} = \frac{143}{68} = 2{,}1029$$

oder verkürzt:

$$b = + 2{,}10.$$

M berechnet sich jetzt wieder nach der Formel $M = A + b$ mit $M = 282 + 2{,}10$ als

$$M = 284{,}10,$$

was wieder der bereits oben gefundene Wert ist.

Die Aufzählungsreihe.

Weil die Grenzen einer empirischen Variationsreihe stets mehr oder weniger vom Zufall abhängig sind, ist die Variationsbreite ein sehr unzuverlässiges Maß der Variabilität. Wären in dem oben erwähnten Falle weit mehr als 68 Individuen untersucht worden, so hätte es leicht der Fall sein können, daß bei einem nur 261 und in einem vielleicht 298 Bakterien phagozytiert worden wären. Hierdurch wäre die Variationsbreite von 13 auf 38 gestiegen, wäre also fast verdreifacht worden. Der Charakter der gesamten Population wäre aber jedenfalls der gleiche geblieben.

Im Laufe der Zeit hat man gefunden, daß die höchstfrequentierten Teile einer Variationsreihe am deutlichsten den spezifischen Charakter der betreffenden Population zeigen. Die Variabilität muß also durch etwas ausgedrückt werden, das vor allen Dingen die höchstfrequentierten Teile der Variationsreihe zur Grundlage besitzt, ohne aber andererseits das übrige Material zu vernachlässigen. Hierzu eignet sich meist das Galtonsche Quartil, das verhältnismäßig leicht zu berechnen ist.

Um dieses Quartil zu berechnen, wird zunächst die sogenannte Aufzählungsreihe aufgestellt. Zu diesem Zweck werden sämtliche Varianten fortlaufend numeriert. Die geschieht in dem vorliegenden Beispiel folgendermaßen:

Variantenklassen	279	280	281	282	283	284	285	286	287	288	289	290	291
Frequenz . . .	1	1	4	8	10	18	13	7	2	2	0	1	1
	—	—	—	—	—	25	—	—	—	—	—	—	—
	—	—	—	—	—	26	—	—	—	—	—	—	—
	—	—	—	—	—	27	43	—	—	—	—	—	—
	—	—	—	—	—	28	44	—	—	—	—	—	—
	—	—	—	—	15	29	45	—	—	—	—	—	—
	—	—	—	7	16	30	46	56	—	—	—	—	—
	—	—	3	8	17	31	47	57	—	—	—	—	—
	1	2	4	9	18 q_1	32	48	58	63	65	0	67	68
			5	10	19	33	49	59	64	66			
	—	—	6	11	20	34	50	60	—	—	—	—	—
	—	—	—	12	21	35 *Med*	51	61	—	—	—	—	—
	—	—	—	13	22	36	52 q_3	62	—	—	—	—	—
	—	—	—	14	23	37	53	—	—	—	—	—	—
	—	—	—	—	24	38	54	—	—	—	—	—	—
	—	—	—	—	—	39	55	—	—	—	—	—	—
	—	—	—	—	—	40	—	—	—	—	—	—	—
	—	—	—	—	—	41	—	—	—	—	—	—	—
	—	—	—	—	—	42	—	—	—	—	—	—	—

Diese Aufzählungsreihe, in welche bereits die unten erläuterten Symbole q_1, q_3 und *Med* eingetragen sind, gibt schon an und für sich ein brauchbares Bild der Variabilität der vorliegenden Reihe.

Die Viertelgrenzen und die Halbgrenze.

Mit Hilfe der aufgezeichneten Aufzählungsreihe läßt sich nun leicht die Hälftegrenze oder Mediane *Med* feststellen, durch die die Population in zwei Teile geteilt wird. Sie liegt zwischen dem 34. und 35. Einzelfall, also in der Variantenklasse 284. Ferner zeigt es sich, daß die erste Viertelgrenze q_1, die das erste Viertel der Variationsreihe angibt, und die zwischen dem 17. und 18. Fall liegt, in der Variantenklasse 283 zu finden ist, und daß die Grenze des dritten Viertels q_3, die sich zwischen dem 51. und 52. Fall findet, in der Variantenklasse 285 liegt. Die ganze mittlere Hälfte der vorliegenden Population findet sich also innerhalb der Klassen 283, 284 und 285, die mehr als die Hälfte der gesamten Einzelvarianten enthalten.

Um nun rechnerisch brauchbare Grenzbestimmungen zu bekommen, nimmt man — rein rechnerisch — an, jede Klasse habe statt des Zahlenwertes 1 den Wert eines Spielraumes 1. Man sagt also dann nicht Klasse 284, sondern Klasse 283,5 —284,5 und nicht Klasse 287, sondern Klasse 286,5—287,5.

In diesem Falle kann man sich dann folgendermaßen ausdrücken: 1 Fall überschreitet nicht die obere Grenze des Klassenspielraumes 278,5—279,5 oder die Grenze 279,5. 2 Fälle überschreiten nicht die Grenze 280,5; 6 Fälle überschreiten nicht die Grenze 281,5 usw. bis 68 Fälle überschreiten nicht die obere Grenze des Klassenspielraumes 290,5 —291,5 d. h. die Grenze 291,5.

Die 17 ersten Fälle, die erste Viertelgrenze, überschreiten nicht die Grenze von $^3/_{10}$ Spielraum der Klasse 282, 5—283,5. Da nun $^3/_{10}$ dieses Spielraumes gleich 0,3 Spielraum ist, überschreiten die 17 ersten Fälle nicht die Grenze 282,5 + 0,3 = 282,8. Die erste Viertelgrenze q_1 liegt also bei 282,8.

Die 51 ersten Fälle, die dritte Viertelgrenze, überschreiten nicht die Grenze von $^9/_{13}$ Spielräumen der Klasse 284,5—285,5. Da nun $^9/_{13}$ dieses Spielraumes = 0,6923 Spielraum ist, überschreiten die 51 ersten Fälle nicht die Grenze 284,5 + 0,6923 = 285,1923. Die Dreiviertelgrenze q_3 liegt also bei 285,1923.

Die 34 ersten Fälle ferner, die Hälftegrenze, überschreiten nicht die Grenze von $^{10}/_{18}$ Spielraum der Klasse 283,5—284,5. Da nun $^{10}/_{18}$ dieses Spielraumes = 0,5556 Spielraum ist, überschreiten die 34 ersten Fälle nicht die Grenze 283,5 + 0,5556 = 284,0556. Die Hälftegrenze *Med* liegt also bei 284,0556.

Es ist also

$$q_1 = 282{,}8$$
$$Med = 284{,}0556$$
$$q_3 = 285{,}1923.$$

Im folgenden sei nun noch eine vereinfachte Aufstellung gegeben:

Ganzvarianten	279	280	281	282
Variantenklassen	278,5—279,5	279,5—280,5	280,5—281,5	281,5—282,5
Klassenfrequenz	1	1	4	8
Aufzählungsreihe	1	2	6	14

Ganzvarianten	283	284	285	286
Variantenklassen	282,5—283,5	283,5—284,5	284,5—285,5	285,5—286,5
Klassenfrequenz	10	18	13	7
Aufzählungsreihe	24	42	55	62

Ganzvarianten	287	288	289	290
Variantenklassen	286,5—287,5	287,5—288,5	288,5—289,5	289,5—290,5
Klassenfrequenz	2	2	0	1
Aufzählungsreihe	64	64	66	67

Ganzvarianten	291
Variantenklassen	290,5—291,5
Klassenfrequenz	1
Aufzählungsreihe	68

17 Fälle $q_1 = 282{,}8$
34 Fälle $Med = 284{,}0556$
51 Fälle $q_3 = 285{,}1923$.

Der Hälftespielraum.

Die ganze Reihe wird durch die Grenzen q_1, *Med* und q_3 in vier gleichgroße Spielräume zerlegt. Jeder dieser Spielräume enthält $^1/_4$ der gesamten n Varianten der untersuchten Population. Die beiden rechts und links von der Mediane liegenden mittleren Viertelspielräume $q_3 - q_1$ heißen der zentrale Hälftespielraum. Dieser stellt in den meisten Fällen die zuverlässigste Variationsgegend dar. Diese Gegend ist am wenigsten veränderlich, und das Bild der Variation wird bei

Hinzufügung neuer Varianten hier am wenigsten verändert. Der Hälftespielraum ist im Gegensatz zu den beiden äußeren Viertelspielräumen, bei denen neu hinzutretende Varianten das Bild völlig ändern können, ein verhältnismäßig gutes Bild der Variation.

Der Klassenwert der Mediane gilt um so mehr als typisch für die Variationsreihe, und um so geringer ist die Variation, je mehr sich der Hälftespielraum um die Mediane gedrängt hat, und je enger er ist.

Das Galtonsche Quartil.

Der Wert des Hälftespielraumes wird dadurch gefunden, daß q_1 von q_3 subtrahiert wird. Der Hälftespielraum ist also $= q_3 - q_1$. Dies wäre in dem vorliegenden Beispiel 285,1923 — 282,8 = 2,3923. Diese Größe wird von Galton durch 2 dividiert und das Quartil Q genannt, wodurch ihr Zusammenhang mit den Viertelsgrenzen zum Ausdruck kommt. Es ist also:

$$Q = \frac{q_1 - q_3}{2}$$

oder im vorliegenden Beispiel:

$$Q = \frac{285{,}1923 - 282{,}8}{2} = \frac{2{,}3923}{2} = 1{,}196\,.$$

Diese Zahl 1,196 ist eine benannte Zahl und gibt die Zahl der Bakterieneinheiten an.

Galton benutzte die Mediane *Med*, die ja die Grenze zwischen den beiden Hälften sämtlicher Einzelvarianten bildet, zum 0-Punkt oder zum Ausgangspunkt für die Zählung von Abweichungen.

Die links der Mediane liegenden Varianten sind Minusvarianten, die rechts von ihr liegenden Plusvarianten. Von der Klasse selbst, in der die Mediane liegt, gehören im vorliegenden Falle 10 Varianten (= 55,55 %) zu den Minusvarianten und 8 Varianten (= 44,45 %) zu den Plusvarianten.

Der Viertelspielraum Q_1 von q_1 bis *Med* läßt sich leicht berechnen, denn es ist

$$Q_1 = q_1 - Med\,.$$

Im vorliegenden Falle wäre also

$$Q_1 = 282{,}8 - 284{,}0556 = -\,1{,}2556\,.$$

Der dritte Viertelspielraum Q_3 von *Med* bis q_3 läßt sich ebenfalls leicht berechnen, denn es ist

$$Q_3 = q_3 - Med.$$

Im vorliegenden Beispiel wäre somit

$$Q_3 = 285{,}1928 - 284{,}0556 = 1{,}1372.$$

Das Quartil ist nach Galton die Hälfte des zentralen Hälftespielraumes und kann sowohl oberhalb der Mediane als Nullpunkt liegen, somit positiv sein, als auch unterhalb der Mediane liegen, also negativ sein. Der numerische Durchschnittswert wird dadurch erhalten, daß Q_1 und Q_3 ohne Berücksichtigung der Vorzeichen addiert und durch 2 dividiert werden. Es ist also:

$$Q = \frac{Q_1 + Q_3}{2},$$

für den vorliegenden Fall

$$= \pm \frac{1{,}2556 + 1{,}1372}{2} = \frac{2{,}3928}{2} = \pm 1{,}196.$$

Somit ist $Q = \pm 1{,}196$.

Berechnung des Quartils vom Mittelwert aus.

Q ist als der halbe zentrale Hälftespielraum für jede Variationsreihe eine konstante Größe, und daher kann man als 0-Punkt irgendeinen beliebigen Punkt wählen, von dem aus Q_1 und Q_3 berechnet werden. Er muß naturgemäß zwischen q_1 und q_3, also innerhalb des Hälftespielraumes liegen.

Liegt dieser Ausgangspunkt nun näher an q_1, so wächst die Plusziffer und die Minusziffer sinkt, liegt er jedoch näher bei q_3, so wird die Minusziffer größer und die Plusziffer kleiner. In beiden Fällen jedoch bleibt das numerische Mittel von $Q_1 + Q_3$ das gleiche.

Der geeignetste Punkt als 0-Punkt oder Ausgangspunkt wird nun jedenfalls derjenige sein, der den Hälftespielraum in möglichst genau gleiche Teile teilt, so daß der Abstand Q_1 von q_1 möglichst gleich dem Abstand Q_3 von q_3 ist. Mit anderen Worten sollen Q_1 und Q_3 je annähernd gleich Q sein.

Der Mittelwert M als Durchschnitt aller Varianten hat die größere Wahrscheinlichkeit als die Mediane *Med*, den Hälftespielraum genau in 2 gleiche Teile zu teilen, doch braucht sich diese Annahme nicht immer zu bestätigen, wenn es auch in den meisten Fällen der Fall ist. In dem vorliegenden Beispiel war der Mittelwert $M = 284{,}10$. Wird nun $M = 284{,}10$ als 0-Punkt angenommen und von ihm aus die Abstände von q_1 und q_3 berechnet, so erhält man:

$$Q_1 = q_1 - M = 282{,}8 - 284{,}10 = -1{,}30$$

und

$$Q_3 = q_3 - M = 285{,}1923 - 284{,}10 = +1{,}0923\,.$$

Ferner ist:

$$Q = \pm \frac{Q_1 + Q_3}{2} = \pm \frac{1{,}30 + 1{,}0923}{2} = \pm \frac{2{,}3923}{2} = \pm 1{,}196\,.$$

Es findet sich also genau der gleiche Wert wie oben.

Der Quartilkoeffizient.

Das Quartil ist eine benannte Zahl, ein absolutes Maß, und kann daher nicht zu Vergleichszwecken benutzt werden. Um vergleichbare Maße zu bekommen, ist es notwendig, das Quartil durch ein relatives Maß zu ersetzen. Es ist also eine unbenannte Zahl zu finden, die allgemein vergleichbar ist. Es kann häufig vorkommen, daß man genötigt ist, ein und dieselbe Population sowohl beispielsweise auf die Länge, als auch auf das Gewicht zu untersuchen, wobei dann im ersten Falle das Quartil in cm oder in mm und in dem zweiten Falle in g oder mg ausgedrückt ist. Diese beiden Quartilwerte können ohne weiteres nicht miteinander verglichen werden, und dies ist der Grund, warum man ein relatives Maß nötig hat.

Berechnung des Quartilkoeffizienten.

Als relatives Maß läßt sich gut der Quotient verwenden, der sich bei der Division des Quartils Q durch den Mittelwert M oder die Mediane *Med* ergibt. In dem benutzten Musterbeispiel wäre also:

$$\frac{Q}{M} = \frac{\pm 1{,}196}{284{,}10} = \pm 0{,}0042098$$

oder aber unter Benutzung der Mediane *Med*

$$\frac{Q}{Med} = \frac{\pm 1{,}96}{284{,}0556} = \pm 0{,}0042105\,.$$

Es wird aber stets, um lange Zahlen nach Möglichkeit zu vermeiden, das Hundertfache dieses Wertes angegeben. Das

Hundertfache des Quotienten $\frac{Q}{M}$ oder $\frac{Q}{Med}$ ist der Quartilkoeffizient. Beide sind aber nicht einander identisch, außer für den Fall, daß $M = Med$ ist. Man unterscheidet daher einen M-Quartilkoeffizienten und einen Med-Quartilkoeffizienten.

Der M-Quartilkoeffizient ist also

$$\frac{100\,Q}{M} = \frac{\pm 119{,}6}{284{,}10} = \pm 0{,}42098$$

und der Med-Quartilkoeffizient ist

$$\frac{100\,Q}{Med} = \frac{\pm 119{,}6}{284{,}0556} = \pm 0{,}42105.$$

Die Quartilkoeffizienten sind relative Werte und unbenannte Zahlen, und daher sind sie von jeden beliebigen Populationen, die man auf beliebige Punkte hin variationsstatistisch untersucht, ohne weiteres miteinander vergleichbar.

Reihenvariationen mit kontinuierlichen Varianten.

Werden Proportionen oder Verhältnisse gemessen oder Eigenschaften auf Gewicht oder Länge untersucht, so werden die Einzelvarianten häufig durch sehr viel kleine Zahlen, oft sogar durch Bruchteile, ausgedrückt. Je genauer eine Population untersucht wird, desto kleiner und zahlreicher werden die Varianten. Um derartige Populationen zu untersuchen, müssen die Varianten künstlich in einzelne Abschnitte oder Klassen eingeteilt werden. Stets müssen aber die Klassen einen gleichgroßen, äquidistanten Abstand oder Spielraum aufweisen.

Aufstellung der Variationsreihe.

Folgendes fiktive Beispiel: Es wurden bei 48 Pferden, die nach genau der gleichen Methode mit Diphtherietoxin behandelt wurden, am 130. Tage der Gehalt des Serums auf Immunitätseinheiten geprüft. Die niedrigste Variante ist in diesem Falle 117 I.-E., die höchste 162 I.-E. Als Variationsbreite ergibt sich also 46 I.-E. Würde in diesem Falle jede Klasse 1 I.-E. betragen, so hätte man mit 46 Variantenklassen zu rechnen. Es dürfte daher zweckmäßig erscheinen, das ganze Material in Klassen einzuordnen, die aus je 10 I.-E. bestehen.

Die erste Klasse würde somit den Spielraum 115—125 aufweisen, die zweite Klasse den Spielraum 125—135, die dritte Klasse den Spielraum 135—145, die vierte Klasse den Spielraum 145—155 und die fünfte und letzte den Spielraum 155—165.

Finden sich zufällig Varianten, die genau auf der Klassengrenze stehen, so werden sie abwechselnd einer höheren oder niederen Klasse zugewiesen, so daß dadurch ein Ausgleich eintritt.

Bei einer Einordnung ergibt sich folgende Aufstellung:

Klassen	120	130	140	150	160
Spielraum . . .	115—125	125—135	135—145	145—155	155—165
	1) 117	2) 125	14) 136	33) 146	47) 160
	—	3) 128	15) 136	34) 148	48) 162
	—	4) 128	16) 137	35) 148	—
	—	5) 129	17) 137	36) 149	—
	—	6) 130	18) 137	37) 149	—
	—	7) 130	19) 138	38) 149	—
	—	8) 130	20) 139	39) 149	—
	—	9) 131	21) 139	40) 151	—
	—	10) 132	22) 139	41) 151	—
	—	11) 134	23) 139	42) 152	—
	—	12) 134	24) 139	43) 153	—
	—	13) 134	25) 140	44) 153	—
	—	—	26) 140	45) 153	—
	—	—	27) 140	46) 155	—
	—	—	28) 142	—	—
	—	—	29) 142	—	—
	—	—	30) 143	—	—
	—	—	31) 144	—	—
	—	—	32) 144	—	—
Klassenfrequenz	1	12	19	14	2
Mittelwert der Varianten jeder Klasse	117,000	130,416	139,555	150,457	161,000

Zur Vereinfachung nennt man die Variantenklassen mit dem Zentrum *Z* ihres Spielraumes. Es heißt also die 135—145-Klasse die 140-Klasse und die 145—155-Klasse die 150-Klasse usw.

Für die weiteren Berechnungen wird auch mit Z gerechnet, obwohl dies nicht genau exakt ist.

Berechnung des Mittelwertes.

In dem vorliegenden Beispiel ergibt die genaue Berechnung des Mittelwertes, indem man die einzelnen Varianten addiert und die so erhaltene Summe durch die Gesamtzahl der Varianten dividiert, $M = 140{,}854$.

Das gleiche Resultat ergibt sich, wenn man den Mittelwert einer jeden Variantenklasse, der V heißt, in die Formel

$$M = \frac{\Sigma p V}{n}$$

einsetzt. Hier ergibt sich:

$$M = \frac{\Sigma p V}{n} = \frac{\Sigma\, 117 \cdot 1 + 130{,}416 \cdot 12 + 139{,}555 \cdot 19 + 150{,}457 \cdot 14 + 161 \cdot 2}{48}$$
$$= \frac{6761}{48} = 140{,}854.$$

Der genaue Mittelwert M ist somit $M = 140{,}854$.

Wird an Stelle von V jedoch Z gesetzt, also die Klassenmitte oder das Zentrum, so erhält man:

$$M = \frac{\Sigma p V}{n} = \frac{120 \cdot 1 + 130 \cdot 12 + 140 \cdot 19 + 150 \cdot 14 + 160 \cdot 2}{48}$$
$$= \frac{6760}{48} = 140{,}833.$$

Hierdurch erhält M den Annäherungswert $M = 140{,}833$.

Der Fehler δ.

Die Klassenmitte Z fällt nicht immer genau mit dem Mittelwert der Klasse, mit V zusammen. Man bezeichnet nun die Differenz zwischen Z und V als $\pm\, \delta$, als den Fehler in jeder einzelnen Klasse. Beispielsweise ist in dem Klassenspielraum 135—145 $Z = 140$ und $V = 139{,}555$. Die Differenz $Z - V = \delta$ ist also für diese 140-Klasse $140 - 139{,}555 = 0{,}455$ I.-E. Auf gleiche Weise läßt sich der Fehler δ jeder anderen Klasse berechnen.

Je symmetrischer eine Population variiert, desto mehr nähert sich $\Sigma\delta$ dem Werte 0, und bei unsymmetrischen Variationsreihen ist er entweder eine positive oder eine negative Zahl.

Im vorliegenden Falle ist $\Sigma\delta = -1{,}682$.

Die Binomialreihe.

$(a+b)^n$ heißt die Binomialformel, und aus ihrer Entwicklung ergibt sich die binomiale Reihe. Bei der Entwicklung der niederen Potenzen des Binoms $(a+b)$ ergeben sich folgende Reihen:

$$
\begin{aligned}
(a+b)^0 &= 1 \\
(a+b)^1 &= a+b \\
(a+b)^2 &= a^2+2ab+b^2 \\
(a+b)^3 &= a^3+3a^2b+3ab^2+b^3 \\
(a+b)^4 &= a^4+4a^3b+6a^2b^2+4ab^3+a^4 \\
(a+b)^5 &= a^5+5a^4b+10a^3b^2+10a^2b^3+5ab^4+b^5.
\end{aligned}
$$

Eine derartige Zusammenstellung der Binomialreihen der ansteigenden Potenzen heißt ein Pascalsches Dreieck. Hierbei wird der Koeffizient 1 fortgelassen; wird er aber gesetzt, so ergibt sich folgendes:

$$
\begin{aligned}
(a+b)^0 &= 1 \\
(a+b)^1 &= 1a+1b \\
(a+b)^2 &= 1a^2+2ab+1b^2 \\
(a+b)^3 &= 1a^3+3a^2b+3ab^2+1b
\end{aligned}
$$

usw.

Setzt man jedoch $a=b$ und weiterhin $a=1$, so wäre $a=1$ und $b=1$. Ferner wäre dann $1a^2 = 1\cdot 1\cdot 1 = 1$, $2ab = 2\cdot 1\cdot 1 = 2$, $5a^4b = 5\cdot 1\cdot 1 = 5$ usw. Das Pascalsche Dreieck hat also demnach folgende Aufstellung:

$(1+1)^0$, 1 Glied	1	$\Sigma = 2^0 = 1$
$(1+1)^1$, 2 Glieder	1 + 1	$\Sigma = 2^1 = 2$
$(1+1)^2$, 3 „	1 + 2 + 1	$\Sigma = 2^2 = 4$
$(1+1)^3$, 4 „	1 + 3 + 3 + 1	$\Sigma = 2^3 = 8$
$(1+1)^4$, 5 „	1 + 4 + 6 + 4 + 1	$\Sigma = 2^4 = 16$
$(1+1)^5$, 6 „	1 + 5 + 10 + 10 +5 + 1	$\Sigma = 2^5 = 32$
$(1+1)^6$, 7 „	1 + 6 + 15 + 20 + 15 + 6 + 1	$\Sigma = 2^6 = 64$
$(1+1)^7$, 8 „	1 + 7 + 21 + 35 + 35 + 21 + 7 + 1	$\Sigma = 2^7 = 128$
$(1+1)^8$, 9 „	1 + 8 + 28 + 56 + 70 + 56 + 28 + 8 + 1	$\Sigma = 2^8 = 256$
$(1+1)^9$, 10 „	1 + 9 + 36 + 84 + 126 + 126 + 84 + 36 + 9 + 1	$\Sigma = 2^9 = 512$
$(1+1)^{10}$, 11 „	1+10+45+120+210+252+210+120+45+10+1	$\Sigma = 2^{10} = 1024$
usw.	usw.	usw.
$(1+1)^n$, $n+1$ Glieder		$\Sigma = 2^n$

Eine völlig symmetrische Binomialreihe entsteht stets dann, wenn $a = b$ ist. Hier sind die aufeinanderfolgenden Glieder der Reihe sämtlich äquidistant und lassen sich mit den Klassen einer Variationsreihe vergleichen. Man kann beispielsweise das aus 11 Gliedern bestehende Binom $(1 + 1)^{10}$ folgendermaßen als eine Reihe von Ganzvarianten darstellen:

						M					
Variantenklasse:	1	2	3	4	5	6	7	8	9	10	11
Klassenfrequenz:	1	10	45	120	210	252	210	120	45	10	1

Hier ist der Mittelwert mit der Mediane zusammengefallen und liegt in der Klasse 6. Ferner sind die korrespondierenden Plusklassen und Minusklassen genau einander gleich, wodurch sich die absolute Symmetrie ausdrückt. Die Summe aller Plusabweichungen und Minusabweichungen ist gleich 0.

Die Zufallswirkungen.

Seit Newton baut sich die Wahrscheinlichkeitsrechnung vor allen Dingen auf dem binomialen Lehrsatz auf. Hier ist die symmetrische Verteilung der Zahlen der Binomialreihe $(a + b)^{\infty}$ ein Ausdruck dafür, daß das Resultat ebensooft nach der positiven oder negativen Seite hin beeinflußt wird, wenn ∞ (unendlich viele) Faktoren zufällig zusammentreffen. Zwischen diesen ∞ Faktoren treten alle nur möglichen Kombinationen auf. Diese sämtlich so entstandenen Faktoren ergäben in richtiger Reihenfolge gruppiert eine der entwickelten Binomialformel entsprechende Reihe, bei der der Exponent $n = \infty$ wäre.

Johannsen führt ein vortreffliches Beispiel zur Veranschaulichung dieser Tatsache an. Eine in die Luft geworfene Münze fällt entweder auf die Kopfseite (die man $= + 1$ setzt) oder auf die Wappenseite (die man $= - 1$ setzt), eine weitere Möglichkeit ist ausgeschlossen. Bei einem einmaligen Werfen gibt es entweder $+ 1$ oder $- 1$. Auch bei einem weiteren Wurfe ist die Wahrscheinlichkeit genau ebensogroß wie das erste Mal.

Faßt man aber beide Würfe zusammen, so finden sich vier Möglichkeiten größter Wahrscheinlichkeit des Eintreffens und zwar:

1. Der erste Wurf gibt $+1$ und der zweite Wurf gibt $+1$,
2. „ „ „ „ $+1$ „ „ „ „ „ -1,
3. „ „ „ „ -1 „ „ „ „ „ $+1$,
4. „ „ „ „ -1 „ „ „ „ „ -1.

Die Zahlenwerte jedes Wurfes summiert ergeben:

1. Möglichkeit: $+1+1=+2$,
2. „ $+1-1=0$,
3. „ $-1+1=0$,
4. „ $-1-1=-2$.

Es läßt sich also folgende Aufstellung machen:

Zahlenklassen (= Summe der Zahlen):	-2	0	$+2$	
Frequenz (= wahrscheinliche Möglichkeiten):	1	2	1	$\Sigma=4$.

Diese Reihe entspricht völlig der entwickelten Binomialformel $(1+1)^2$. Es ist vollkommen dasselbe, ob nacheinander zwei Würfe oder ein Wurf mit gleichzeitig zwei Münzen gemacht wird. Stets ergibt sich das gleiche Resultat.

Bei drei Würfen oder bei einem Wurfe mit drei Münzen ergibt sich folgende Tabelle:

Möglichkeit	1. Wurf	2. Wurf	3. Wurf	Summe
1	$+1$	$+1$	$+1$	$+3$
2	$+1$	$+1$	-1	$+1$
3	$+1$	-1	$+1$	$+1$
4	$+1$	-1	-1	-1
5	-1	$+1$	$+1$	$+1$
6	-1	$+1$	-1	-1
7	-1	-1	$+1$	-1
8	-1	-1	-1	-3

Hieraus ergibt sich:

Zahlenklasse:	-3	-1	$+1$	$+3$	
Frequenz:	1	3	3	1	$\Sigma=8$.

Diese so erhaltene Reihe entspricht vollkommen der entwickelten Binomialformel $(1+1)^3$. Auch hier ist es völlig gleichgültig, ob nacheinander drei Würfe mit einer Münze oder ein Wurf mit gleichzeitig drei Münzen gemacht wird. Es gibt stets das gleiche Resultat.

Bei vier Würfen erscheinen 16 wahrscheinliche Möglichkeiten, bei deren Gesamtbeträgen die Zahlen 0, + 2, — 2, + 4 und — 4 berechnet werden würden. Es erscheint hier folgende Reihe:

Zahlenklasse:	— 4	— 2	0	+ 2	+ 4	
Frequenz:	1	4	6	4	1	$\Sigma = 16$.

Diese Reihe entspricht vollkommen der entwickelten Binomialformel $(1 + 1)^4$.

Bei sieben Würfen ergibt sich schließlich, um noch ein weiteres Beispiel anzuführen:

Zahlenklasse:	— 7	— 5	— 3	— 1	+ 1	+ 3	+ 5	+ 7	
Frequenz:	1	7	21	35	35	21	7	1	$\Sigma = 128$.

Hier erscheint wieder die entwickelte Binomialformel $(1 + 1)^7$.

Aus den angeführten Beispielen dürfte hervorgehen, daß die Frequenzreihen genau den entwickelten Binomialreihen des Binoms $(1 + 1)^n$ entsprechen.

Der Galtonsche Zufallsapparat.

Daß die binomiale Verteilung bei dem Zusammentreffen zahlreicher Zufallsfaktoren erscheint, konnte Galton mittels eines einfachen Apparates beweisen, der ihm zu Ehren der Galtonsche Zufallsapparat genannt wird. Dieser Apparat besteht aus einem schwach geneigten Kasten mit Glasdeckel, an dessen oberem Ende ein nach unten geöffneter Trichter angebracht ist. Unterhalb der Trichteröffnung stehen auf dem glatten Boden alternierend kleine eingeschlagene Stiftchen. Unten ist der Kasten in eine Reihe schmaler Aufnahmefächer eingeteilt, die nach oben hin geöffnet sind. Im Ganzen erinnert dieser Zufallsapparat an ein italienisches Tivolispiel (Abb. 1).

In den Trichter wird ein Haufen kleiner Schrotkörner gebracht, die durch die Trichteröffnung in die Aufnahmefächer hinabrollen. Das Prinzip ist nun das, daß jedes einzelne Schrotkorn einer Anzahl kleiner, voneinander unabhängiger Zufälligkeiten beim Herabrollen ausgesetzt ist. Nur sehr selten begünstigen diese Zufälligkeiten, daß ein Schrotkorn immer nach derselben Außenseite fällt und dadurch in ein extrem seitlich liegendes Fach gerät, wo es dann die Variante einer extremen Variantenklasse darstellt. Daher geraten die meisten

Schrotkörner in die Mittelfächer, die in der Achsenverlängerung des Trichters liegen.

Der obere Umriß der nebeneinander stehenden Schrotsäulen bildet zum Schluß eine eingipfelige Variationskurve. Die Frequenzverteilung der Schrotkügelchen ähnelt stark einer binomialen Variantenverteilung.

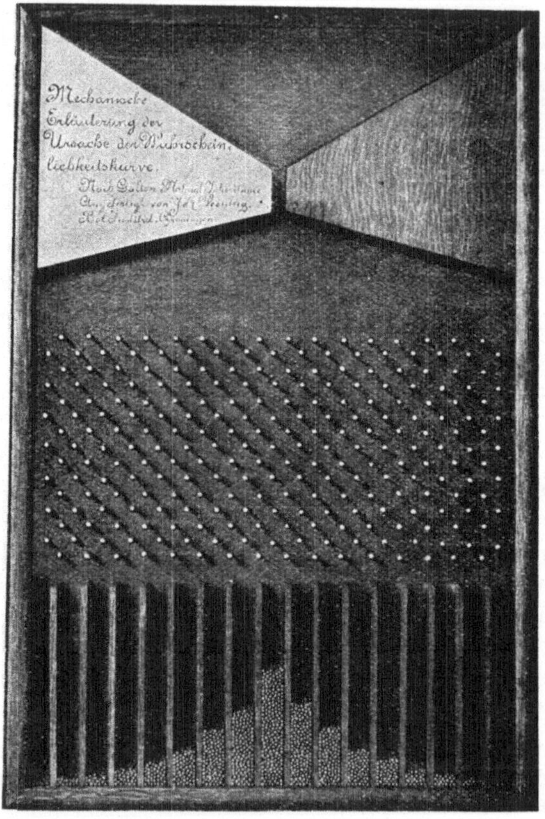

Abb. 1.

Wenn bei dem Herunterrollen eine Schrotkugel auf einen Stift stößt, so entscheidet der Zufall, da wir ja die eigentliche Ursache nicht kennen, ob sie rechts oder links von dem Stift herunterrollen soll, oder ob sie nach der Plusrichtung oder

Minusrichtung fällt. Für beide Fälle ist die Wahrscheinlichkeit gleich groß. Beim Weiterrollen stößt die Kugel in kurzer Zeit auf einen neuen Stift, wo wieder der Zufall die Plusrichtung oder Minusrichtung des Weiterrollens entscheidet. Es wiederholt sich hier genau das gleiche, wie bei dem Werfen der Münze.

Asymmetrische binominale Verteilung.

Bei empirischen Variationsreihen ist die Symmetrie meist mehr oder weniger stark gestört. Dies ist darauf zurückzuführen, daß bei völlig symmetrischen Reihen die positiv und die negativ wirkenden Faktoren sich zwar die Wage halten, bei unsymmetrischen Reihen hingegen nicht. Dies ist viel häufiger der Fall, als daß sie sich im Gleichgewicht befänden. Die eigentlichen Ursachen sind bislang noch verborgen, spielen doch bei jedem biologischen Geschehen unzählige Faktoren mit, die noch keineswegs alle bekannt sind.

Summationsreihen ungleichgliedriger Binome.

Wird in dem Binom $(a + b)$ a und b verschieden groß angenommen, beispielsweise $a = 2$ und $b = 1$, so ergeben sich folgende Aufstellungen:

$$(a + b)^2 = a^2 + 2ab + b^2$$
$$(2 + 1)^2 = 2^2 + 2 \cdot 2 \cdot 1 + 1^2$$
$$= 4 + 4 + 1 \qquad \Sigma = 9.$$

$$(a + b)^3 = a^3 + 3a^2b + 3ab^2 + b^3$$
$$(2 + 1)^3 = 2^3 + 3 \cdot 2^2 \cdot 1 + 3 \cdot 2 \cdot 1^2 + 1^3$$
$$= 8 + 12 + 6 + 1 \qquad \Sigma = 27.$$

$$(a + b)^4 = a^4 + 4a^3b + 6a^2b^2 + 4ab^3 + b^4$$
$$(2 + 1)^4 = 16 + 32 + 24 + 8 + 1 \qquad \Sigma = 81.$$

$$(a + b)^5 = a^5 + 5a^4b + 10a^3b^2 + 10a^2b^3 + 5ab^4 + b^5$$
$$(2 + 1)^5 = 32 + 80 + 80 + 40 + 10 + 1 \qquad \Sigma = 243.$$

Diese Binomialreihen zeigen eine starke Asymmetrie, doch nimmt, wie Kapteyn zuerst bemerkte, die Asymmetrie mit steigender Potenz ab. Johannsen hat $(a + b)^{40}$ für $a = 2$ und $b = 1$ ausgerechnet, wobei in der Summationsreihe $n + 1 = 41$ Glieder entstanden. Die Summe der Werte aller Glieder wurde auf 1000 reduziert, um zu große Zahlen zu vermeiden.

Hierdurch wurden die vier ersten und siebzehn letzten Glieder so klein, daß man sie vernachlässigen kann. Die 20 bleibenden Glieder oder Klassen zeigten dann folgende Werte oder Frequenzen:

Klassen:	5	6	7	8	9	10	11	12	13	14	15	16	17	18
Frequenz:	1	2	6	13	27	48	75	102	123	133	128	111	87	61

Klassen;	19	20	21	22	23	24
Frequenz:	39	23	12	6	2	1

Die Reihe zeigt ohne weiteres, daß bei dieser hohen Potenz die Asymmetrie recht gering geworden ist. Aber der Biologe muß stets mit äußerst hohen Potenzen rechnen, denn die Faktoren, die das Geschehen in der Natur beeinflussen, sind so vielartig und zahlreich, wie man kaum vermuten möchte.

Vergleichbarmachung empirischer Variationsreihen.

Erst durch den Vergleich erhalten empirische Variationsreihen ihren Wert. Um den Vergleich überhaupt vergleichbarer Variationsreihen zu ermöglichen, wird die Gesamtsumme jeder Population, die verglichen werden soll, auf 100,1000 oder 10 000 vergrößert oder reduziert. Die Klassenfrequenzen werden dann in %, ‰ oder °/ooo angegeben.

Es sei hier folgendes fiktive Beispiel angeführt: 24 Pferde und 36 Ziegen werden je unter gleichen Bedingungen mit Diphtherietoxin behandelt. Nach 80 Tagen enthält das Serum folgende I.-E.:

Klasse	80	90	100	110	120	
Frequenz, Pferde . . .	1	7	9	5	2	$n = 24$
Frequenz, Ziegen . . .	2	10	14	9	1	$n = 36$

Die Zahl der Varianten für beide Populationen werden auf 100 erhöht, und die Frequenz aller Klassen in beiden Variationen werden in % ausgedrückt. Es wird zunächst der Quotient $\frac{100}{n}$ berechnet und dann mit p multipliziert, woraus die Klassenfrequenzen in % resultieren. Die so erhaltenen Frequenzreihen sind ohne weiteres miteinander vergleichbar. Die Prozentzahlen der Frequenzen, auf zwei Dezimalstellen abgerundet, folgen hier:

Klasse	80	90	100	110	120
Frequenz, Pferde . . .	4,17	29,19	37,53	20,85	8,34
Frequenz, Ziegen . . .	5,56	27,80	38,92	25,02	2,71

Diese beiden Reihen können jetzt miteinander verglichen werden. Es sei dem Leser überlassen, die verschiedenen Werte für M, Q usw. für diese beiden Reihen zu berechnen.

Graphische Methode.

Anschaulicher und bedeutend übersichtlicher als die bloßen Variationsreihen ist die graphische Methode. Während bei der rein zahlenmäßigen Darstellung der Variationsreihen zahlreiche Glieder im Gedächtnis behalten werden müssen, orientiert bei der graphischen Darstellung ein einziger Blick auf den Verlauf der Variationslinie über die Art der Variation.

Zur graphischen Darstellung benutzt man Millimeterpapier, auf dem zunächst eine horizontale Grundlinie, die Abszissenachse, gezogen wird, die stets $X-X$ heißt. Links errichtet man auf ihr eine Senkrechte, die Ordinatenachse, die stets $Y-Y$ genannt wird. Diese beiden Achsen kehren in allen graphischen Darstellungen wieder.

Nur bei sehr kleinen Populationen ist es angängig, eine Variationskurve auf Grund der Aufzählungsreihe derart zu konstruieren, daß jede Einzelvariante zur Geltung kommt. Es müßte dann das Maß jeder Einzelvariante durch eine besondere Ordinate auf der Abszissenachse angegeben werden. Meist aber handelt es sich um größere Populationen, und so wäre dieser Weg zu mühevoll und langwierig. Hier muß das Material wieder klassifiziert werden.

Die Galtonsche Ogive.

Es sei wieder auf das oben angeführte Beispiel der opsonischen Wirkung zurückgegriffen, wo es sich um eine Reihe von Ganzvarianten handelt. Es sei noch einmal die Variationsreihe aufgeführt:

Varianten	279	280	281	282	283	284	285	286	287	288	289	290	291	
Frequenz	1	1	4	8	10	18	13	7	2	2	0	1	1	
Aufzählung	1	2	6	14	24	42	55	62	64	66	66	67	68	$n-68$

Auf der Abszissenachse werden jetzt gleich große Strecken abgeteilt, deren jede einer bestimmten Anzahl Varianten entspricht. In dem vorliegenden Falle mögen auf je 2 mm Abszissenachse eine Variante kommen. Auf dieser Abszissenachse werden die Entfernungen eingetragen, die den Zahlen der Aufzählungsreihe entsprechen, also 1, 2, 6, 14, 24 usw. Die erste Zahl 1 liegt in einem Abstand von 2 mm von 0, die Zahl 2 in einem Abstand von 4 mm, die Zahl 6 in einem solchen von 12 mm, usw.

Auf der Ordinatenachse werden in beliebig großen, jedoch untereinander gleichen, äquidistanten Abständen die Grenzen

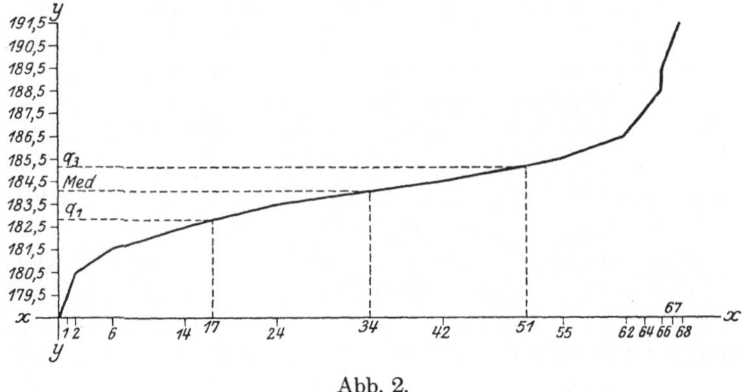

Abb. 2.

der Variantenklasse eingetragen. 279,5 darf als die obere Grenze der Ganzvariantenklasse 279 und als die untere Grenze der Ganzvariantenklasse 280 angesehen werden. Bei dem 0-Punkte, der Kreuzung der beiden Achsen, würde die unterste Grenze der Variantenklasse liegen.

Eine Variante geht bis zur Grenze 279,5. Es werden also auf der Linie, die dieser Grenze entspricht, und die der Abszisse parallel läuft, der Abstand eingetragen, der der vorher auf der Abszissenachse markierten Entfernung entspricht, also die Entfernung 1 = 2 mm. Eine Variante geht bis zur Grenze 280,5. Es werden also auf der Linie, die dieser Grenze entspricht und die der Abszisse parallel geht, der vorher gefundene Abstand 2 = 4 mm eingetragen. Vier Varianten gehen bis 281,5. Auf der Linie, die dieser Grenze entspricht, wird also die Entfernung

6 = 12 mm eingetragen. So fährt man fort und erhält hierdurch eine Anzahl Punkte, die man durch gerade Linien verbindet.

Es entsteht hierdurch eine Ogivenkurve, wie nebenstehend (Abb. 2).

Das Wesen der Ogivenkurve.

Die Ogivenkurve zeigt die Richtigkeit des Quételetschen Gesetzes von der „Annäherung der Varianten an die binomiale Verteilung". Der Kurvenverlauf ist leicht zu verstehen. Die Abweichungen der Varianten sind dort am geringsten, wo auch die Steigung am geringsten ist. Wo keine Steigung vorhanden wäre, wäre auch keine Abweichung zu finden. In ihrem mittleren Verlauf ist die vorliegende Ogive ziemlich stark abgeflacht, was beweist, daß die meisten Varianten nur wenig von der Durchschnittsstrecke und voneinander abweichen. Am Anfang jedoch und am Ende wird die Ogivenkurve steiler. Diese Steilheit und die Kürze der Strecken drücken aus, daß nur wenige Varianten große Abweichung vom Durchschnitt besitzen und zwar in positiver oder negativer Richtung. Diese Eigenart entspricht völlig dem Quételetschen Gesetz von der binomialen Verteilung der Varianten.

Es muß noch einmal betont werden, daß die Kurve die Klassenfrequenzen angibt.

Es ist ferner nicht schwierig, die Lage der Viertelgrenzen und der Mediane q_1, q_3 und *Med* zu bestimmen und auf der Kurve einzutragen. Wie schon oben berechnet, liegt die erste Viertelgrenze zwischen dem 17. und 18. Fall, also zwischen der 17. und 18. Einheit (je 2 mm). Um also q_1 zu bestimmen, braucht man nur auf diesem Punkte, der ja der Zahl $\frac{n}{4} = \frac{68}{4} = 17$ entspricht (= 34 mm), eine Ordinate zu errichten. Der Schnittpunkt dieser Ordinate mit der Ogive stellt q_1 dar.

Der Wert von q_1 wird dadurch ermittelt, daß man von ihm aus eine Senkrechte auf die Ordinatenachse zieht, auf der sich die Klassenskala findet. Hier sieht man dann, daß sich q_1 bei dem Punkte findet, der 282,8 Bakterien entspricht.

In gleicher Weise bestimmt man die Mediane *Med*, die bei 284,05 zu liegen kommt, und q_3, die bei 285,19 zu finden ist.

Die Treppenkurve.

Bei Ganzvarianten gibt die Ogivenkurve immerhin noch kein exaktes Bild der Variabilität. Hierzu eignet sich besser die Treppenkurve oder Treppenlinie, deren Darstellung folgendermaßen geschieht:

Man geht beispielsweise von der Klasse aus, welche die höchste Frequenz aufweist; in dem vorliegenden Falle ist dies die Klasse 284, in der sich 19 Varianten befinden. Der erste Fall von diesen 19 ist der 25. der Aufzählungsreihe, der letzte der 42. Man sucht also auf der Abszissenachse den Punkt, der der Grenze zwischen dem 24. und 25. und zwischen dem 42.

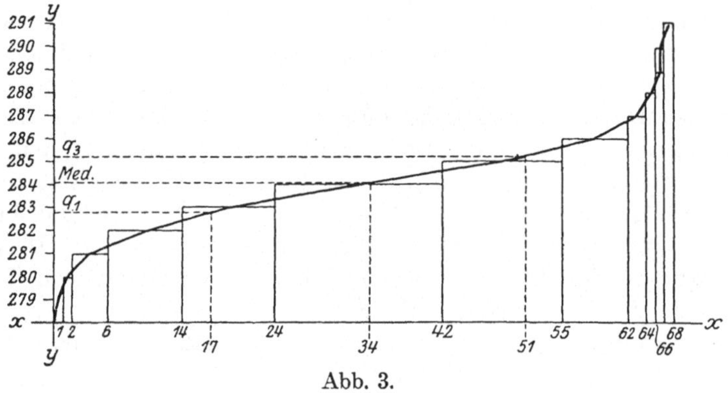

Abb. 3.

und 43. Fall entspricht. (Auch hier habe jeder Fall 2 mm.) In jedem dieser Punkte wird eine Ordinate errichtet, deren Höhe der Bakterienanzahl von 284 entspricht. (Die Klassenwerte müssen genau wie oben auf der Ordinatenachse abgesetzt werden.) Die Endpunkte beider Ordinaten werden jetzt miteinander durch eine horizontale Linie verbunden. Man kann sich leicht vorstellen, daß alle Endpunkte der Ordinaten jedes einzelnen Falles auf diese Linie fallen würden, falls für jede Einzelvariante der Klasse 284 eine Ordinate errichtet wäre (Abb. 3).

Es ergibt sich hierdurch ein Rechteck, dessen Basis der Frequenz und dessen Höhe der Bakterienzahl entspricht. In gleicher Weise errichtet man für jede Variantenklasse ein Rechteck und erhält eine Reihe von treppenförmig übereinander angeordneten horizontalen Linien, deren Stufenhöhen den Variantenklassen entsprechen und daher äquidistant sind. Die verschiedene Breite der Stufen jedoch entspricht der verschieden großen Frequenz in den einzelnen Klassen.

Aus dieser Treppenkurve läßt sich leicht die Ogivenkurve bestimmen und herstellen, indem man jede einzelne Treppenstufe halbiert und die so gefundenen Punkte durch gerade Linien verbindet. Eine solche Treppenkurve zusammen mit der dazugehörigen Ogive und den Viertelgrenzen und der Mediane ist eine sehr gute graphische Methode, die Variabilität zu demonstrieren.

Frequenzkurven.

Bei der Ogivenkurve handelt es sich um eine asymmetrische Kurve. Für das Auge des Menschen ist es jedoch leichter, Abweichungen einer symmetrischen als einer asymmetrischen Linie zu unterscheiden. Da nun die Variationsreihen meist eine mehr oder weniger starke Ähnlichkeit mit der Binomialkurve $(a + b)^n$ zeigen (s. u.), hat man diese als Typus gewählt. Die Abweichungen von der symmetrischen Binomialkurve werden am deutlichsten durch Frequenzkurven gezeigt. Diese Frequenzkurven lassen sich unter Benutzung der Klassenfrequenzen einer Variationsreihe aufstellen, eine Methode, die allgemein gebräuchlich ist

Die Galtonkurve.

Für die Darstellung von Ganzvarianten eignet sich die sogenannte Ordinatenmethode, die zur Bildung eines kurvenförmigen Frequenzpolygons oder der Galtonkurve führt. Allerdings ist der Ausdruck Kurve nicht ganz exakt, da es sich um eine gebrochene Linie handelt, die erst nach Abrundung der Ecken die Form einer krummen Linie, einer Kurve, erhält.

Bei Ganzvarianten wird die Zahl der Merkmale in ganzen Zahlen ausgedrückt. Es findet sich also kein Klassenspielraum, vielmehr dürfte jede Klasse einem Punkte der Abszissenachse entsprechen, wenn solche in äquidistanten Abständen auf ihr abgetragen sind. Um nun das Variationspolygon zu erhalten, wird auf der Abszissenachse auf jedem dieser Punkte eine Ordinate errichtet, deren Höhe der betreffenden Klassenfrequenz entspricht. Die oberen Endpunkte der Ordinaten werden sodann durch gerade Linien miteinander verbunden. Es steht frei, die Ecken abzurunden und so das Variationspolygon in eine Variationskurve zu verwandeln.

Konstruiert man in der hier beschriebenen Weise, ein Variationspolygon des oben angeführten Beispiels der osponischen Wirkung, so ergibt sich folgendes Bild (Abb. 4):

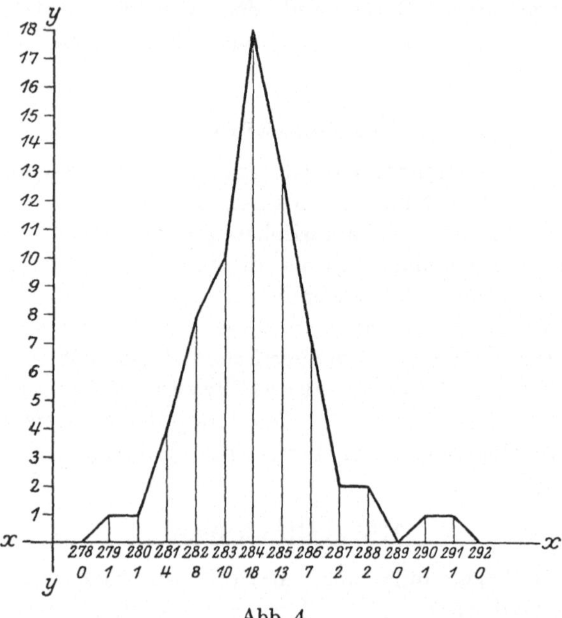

Abb. 4.

Das Treppenpolygon.

Wie sich aus der Ogive noch eine der Ogive entsprechende Treppenkurve darstellen ließ, so ist es auch bei dem Frequenzpolygon der Fall. Um ein solches Treppenpolygon herzustellen, trägt man auf karriertem Papier die 68 Varianten des obigen Beispieles derartig ein, daß jede einzelne Variante ein Viereck für sich erhält. Mit anderen Worten: Die Aufzählungsreihe wird in umgekehrter Reihenfolge wiederholt. Man zählt also von unten nach oben, statt von oben nach unten.

Auf der Abszissenachse werden die Variantenklassen äquidistant eingetragen, und in jeder Klasse werden so viele Kästchen markiert, wie die Klassenfrequenz angibt. Es entsteht dabei folgende Kurve (Abb. 5).

Der Umriß des Areals heißt **Treppenpolygon**. Das Areal jeder Einzelklasse heißt **Klassenrechteck** und zeigt durch seinen Flächeninhalt die Klassenfrequenz an. Es würde auch vollkommen genügen, nur diese Klassenrechtecke anzugeben.

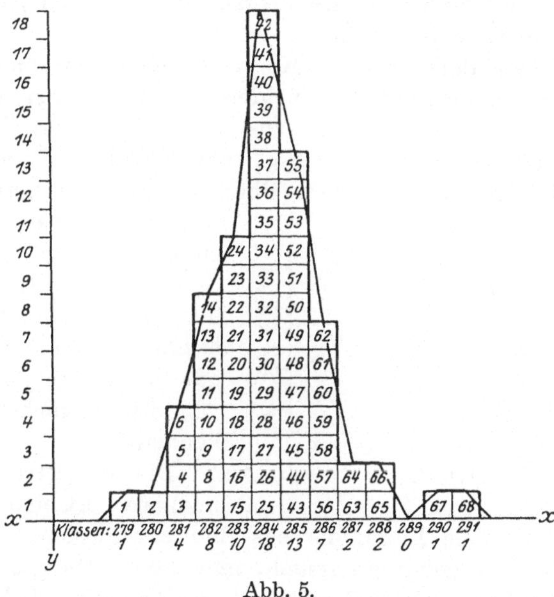

Abb. 5.

Ein Treppenpolygon kann nun sehr leicht, wie der Augenschein zeigt, in ein einfaches Variationspolygon umgewandelt werden, indem man je die Mitten der Breiten der Klassenrechtecke miteinander verbindet. Ebensoleicht läßt sich ein Variationspolygon ohne weiteres in ein Treppenpolygon überführen, indem das Verfahren einfach umgedreht wird.

Bei Klassenvarianten bevorzugt man die Rechteckmethode oder das Treppenpolygon, bei Ganzvarianten jedoch die Ordinatenmethode oder das Frequenzpolygon.

Der Verlauf der Variationspolygone.

Die durch Messungen gewonnenen Variationskurven sind oft sehr verschieden gebildet. Mitunter sind sie stark hochgipfelig, mitunter außerordentlich tiefgipfelig. Sehr selten nur tritt der Fall ein, daß sie vollkommen symmetrisch verlaufen, vielmehr sind sie stets mehr oder weniger schief. Diese Schiefheit hat zur Berechnung einer weiter unten zu erörternden Schiefheitsziffer geführt. Die Asymmetrie kann so stark sein, daß die Kurve von ihrem Gipfel aus steil und gerade abfällt (Einseitige Kurven).

Meist beschränkt sich die Kurve auf einen einzelnen Gipfel, doch kann sie auch mitunter mehrere gut charakterisierte Gipfel aufweisen. Man spricht dann von mehrgipfeligen Kurven.

Man ist bestrebt, die verschiedenen Polygone mit einer Idealkurve, der theoretischen Binomialkurve, zu vergleichen, was naturgemäß nur bei einer annähernd symmetrisch gebildeten Kurve möglich ist, während stark asymmetrische, einseitige oder gar mehrgipfelige Kurven nicht verglichen werden können.

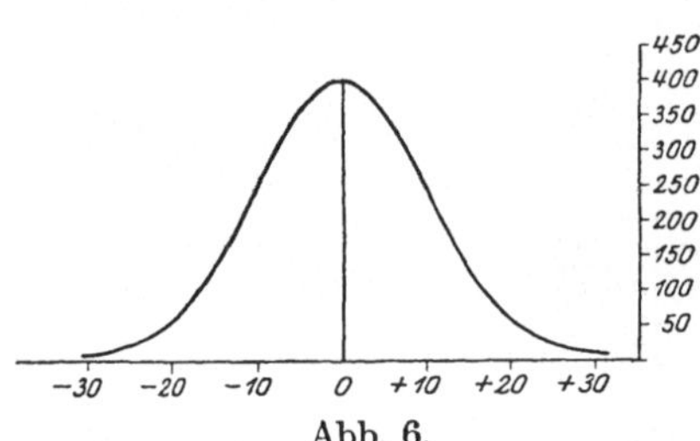

Abb. 6.

Die theoretische Binomialkurve ist eine ununterbrochene krumme Linie, die das Bild der idealen Variationskurve oder Normalkurve darstellt, und die als das symmetrische Variationspolygon $(1+1)^{\infty}$ aufgefaßt werden kann. Johannsen stellt diese Kurve folgendermaßen dar (Abb. 6).

Die Gipfelordinate.

Die eben erwähnte und dargestellte Kurve besitzt einige wichtige Eigenschaften, die stärker betont werden müssen. Sie ist völlig symmetrisch, und man kann auf der Abszissenachse eine Mittelordinate oder Symmetrieordinate errichten. Diese Symmetrieordinate stellt einerseits den Mittelwert aller Einzelvarianten dar, andrerseits ist sie aber zu gleicher Zeit auch die Mediane der Gesamtpopulation.

Sie ist die Ordinate derjenigen Klasse, die eine größte Frequenz aufzuweisen hat, in der Gesamtheit aller Ordinaten ist sie also die längste. Ihr oberer Endpunkt zeigt den Gipfel der Normalkurve an, und aus diesem Grunde nennt man sie auch die Gipfelordinate. Manche Autoren nennen sie mitunter die Schwerpunktsordinate der Normalkurve.

Die Mode *Mo*.

Die Gipfelordinate halbiert die Abszissenachse, und dieser Punkt wird Fußpunkt der Gipfelordinate oder Mode *Mo* genannt. Bei der Normalkurve fallen Mittelwert *M* und Mode *Mo* zusammen. Dieser Punkt wird auch als 0-Punkt bezeichnet, denn es gruppieren sich die Variantenklassen symmetrisch um ihn herum, indem links die Minusvarianten und rechts die Plusvarianten der negativ bzw. positiv abweichenden Klassen zu finden sind.

Es ist eine empirische und eine theoretische Mode zu unterscheiden. Die empirische Mode stellt in einer Population von Ganzvarianten die Klasse dar, die die größte Frequenz aufweist, in einer Population von Klassenvarianten aber den Mittelpunkt *Z* jenes Klassenspielraumes, der die größte Frequenz zeigt. Bei Klassenvarianten ist die Mode etwas völlig Willkürliches, sind doch die Klassengrenzen stets frei gewählt.

Die theoretische oder ideale Mode ist der Fußpunkt des Gipfels der theoretischen Variationskurve, die dem empirischen Variationspolygon am genausten angepaßt ist. Sie ist also der Fußpunkt des Gipfels einer vollkommen ausgeglichenen Kurve.

Die Methode der kleinsten Quadrate.

Die Summe aller Abweichungen vom Mittelwert ist $= 0$. Dies ist bei der rein symmetrischen Binomialkurve leicht verständlich, da sich die symmetrisch angeordneten Plus- und Minusvarianten gegenseitig aufheben. Würde man aber die einzelnen Plus- und Minusabweichungen ins Quadrat erheben und diese Quadrate addieren, so würde sich stets eine positive Zahl ergeben, da ja die Quadrate positiver wie negativer Größen positive Vorzeichen besitzen.

Es ist nun eine wichtige Eigenschaft des Mittelwertes M, daß die Summe der Quadrate aller Plus- und Minusabweichungen vom Mittelwert stets kleiner ist als die Summe der Quadrate aller Plus- und Minusabweichungen von einem andern Punkte als dem Mittelwert. Das Gesetz lautet kurz gefaßt: Die Quadratsumme aller Abweichungen vom Mittelwert ist die kleinste.

Um dies zu beweisen, sei zunächst für die symmetrische Binomialreihe $(1+1)^6$ die Summe der Quadrate der Abweichungen vom Mittelwerte gegeben.

Klassen	1	2	3	$\frac{M}{4}$	5	6	7
Frequenz: p . . .	1	6	15	20	15	6	1
Abweichung von $M = \alpha$	-3	-2	-1	0	$+1$	$+2$	$+3$
α^2	$+9$	$+4$	$+1$	0	$+1$	$+4$	$+9$
$p \cdot \alpha^2$	$+9$	$+24$	$+15$	0	$+15$	$+24$	$+9$

$$\Sigma p \cdot \alpha^2 = +96.$$

Es sei hier nochmals ausdrücklich hervorgehoben, daß α stets die Abweichung vom Mittelwert M bedeutet, a hingegen bezeichnet die Abweichung von irgend einem frei gewählten Ausgangspunkte A.

Zum Vergleich seien jetzt die Quadratsummen aller Abweichungen von einem anderen freigewählten Ausgangspunkte angegeben. Als Ausgangspunkt sei zunächst die Klasse 3 gewählt:

Klassen	1	2	$\frac{A}{3}$	4	5	6	7
Frequenz: p . . .	1	6	15	20	15	6	1
Abweichung von $A = a$	-2	-1	0	$+1$	$+2$	$+3$	$+4$
a^2	$+4$	$+1$	0	$+1$	$+4$	$+9$	$+16$
$p \cdot a^2$	$+4$	$+6$	0	$+20$	$+60$	$+54$	$+16$

$$\Sigma p \cdot a^2 = +160.$$

Wird der Ausgangspunkt also kleiner als der Mittelpunkt, so steigt die Quadratsumme aller Abweichungen. Genau das gleiche Bild erscheint, wenn man einen Ausgangspunkt wählt, der größer ist als M. Auch in diesem Falle steigt die Quadratsumme aller Abweichungen.

Man spricht allgemein von einer Methode der kleinsten Quadrate. Das Gesetz, daß die Quadrate der Abweichungen dann am geringsten sind, wenn diese vom Mittelwerte aus berechnet werden, ist für die Berechnung der Standardabweichung von größter Wichtigkeit, ist diese doch das beste Maß der Variabilität einer Population.

Die Standardabweichung σ.

Die Normalkurve, die dem aufgelösten Binom $(1 + 1)^{\infty}$ entspricht, zerfällt in drei Strecken. Betrachtet man nämlich die Art der Begrenzung des durch die Kurve eingefaßten Areals, so erkennt man, daß die mittlere Strecke dem Areal zu konkav ist, die beiden seitlich liegenden Strecken hingegen konvex. Auf beiden Seiten besteht ein mathematisch genau bestimmbarer Punkt, an dem die konkave Strecke jederseits in die konvexe übergeht. Denkt man sich diese Wendepunkte der Kurve auf die Abszissenachse projiziert, so erhält man die Streuung, Hauptabweichung oder Standardabweichung σ.

Diese beiden die Standardabweichung bezeichnenden Punkte bilden zusammen mit dem Gipfelpunkt die drei wichtigsten Punkte der Normalkurve und lassen sich bei jeder anderen Kurve wiederfinden, die nur annähernd eine binomiale Verteilung aufzuweisen hat.

Die Standardabweichung ist von der größten Bedeutung, dies kommt z. B. schon dadurch zum Ausdruck, daß man die zur konkaven Kurve gehörigen Varianten mit Duncker als typische Plus- und Minusvarianten bezeichnet, die der konvexen Kurve angehörigen Varianten aber als atypische.

Die Formel der Standardabweichung.

Die Formel für die Standardabweichung ist:

$$\sigma = \pm \sqrt{\frac{\Sigma p \cdot \alpha^2}{n}}.$$

Der Wert der Standardabweichung ist also entstanden, indem die Abweichungen α sämtlicher Klassen vom Mittelwerte M berechnet, ins Quadrat erhoben und mit der Frequenz p, der Anzahl der in der betreffenden Klasse vorkommenden Varianten, multipliziert werden. Diese einzelnen für jede Klasse berechneten $p \cdot \alpha^2$ werden nun addiert, die Summe durch n (Anzahl der gesamten Varianten) dividiert, und aus dem so erhaltenen Quotienten wird dann endlich die Wurzel gezogen. Diese erhält sowohl das positive als auch das negative Vorzeichen, was leicht erklärt werden kann, stellt doch die Standardabweichung sowohl eine Plus- als auch eine Minusabweichung dar.

$\Sigma p \cdot \alpha^2$ ist die Quadratsumme aller Abweichungen vom Mittelwerte M. Wird diese durch n, die Gesamtzahl aller Varianten, dividiert, so erhält man einen Durchschnittswert. Dieser Durchschnittswert $\frac{\Sigma p \cdot \alpha^2}{n}$ ist das Durchschnittsquadrat der Abweichungen vom Mittelwert, das mittlere Quadrat. Die Standardabweichung ist somit die Quadratwurzel aus dem Durchschnittsquadrat der Abweichungen vom Mittelwert.

Es muß aber noch folgendes betont werden: $\Sigma p \cdot \alpha$, also die Summe sämtlicher Abweichungen vom Mittelwert, ist ja $= 0$. Es wäre also auch $\Sigma p \cdot \alpha^2$ und $\frac{\Sigma p \cdot \alpha^2}{n} = 0$. Es ist also notwendig, die positiven oder negativen Vorzeichen der Variantenklasse zu vernachlässigen.

Der Wert der Standardabweichung.

Die Standardabweichung ist ein besseres Maß der Variabilität als das Quartil, haben bei ihr doch auch die extremsten Varianten einen Einfluß, während beim Quartil die Hälfte aller Varianten überhaupt keinen Einfluß besitzen, wenigstens nicht dem Maße, sondern nur der Zahl nach. Beim Quartil haben die außerhalb von q_1 und q_3 liegenden Varianten keinen Einfluß auf dieses. Bei der Standardabweichung hingegen gewinnen die extremen Varianten gleichsam an Wichtigkeit, da ja die Quadrate ihrer Abweichungen relativ größer werden, je größer die Abweichungen selbst sind.

Berechnung der Standardabweichung binomialer Reihen.

Am einfachsten ist die Berechnung der Standardabweichung für Variationsreihen, die aus der Entwicklung des Binoms $(1+1)^n$ hervorgehen.

Als erstes Beispiel sei die Berechnung von σ für die entwickelte Binomialreihe $(1+1)^4$ gegeben. Hier ist die Gesamtzahl der Varianten $n = 16$. Die Mittelklasse 3 stellt den Mittelwert M dar.

			m		
Variantenklassen:	1	2	$\overline{3}$	4	5
Frequenz:	1	4	6	4	1

Abweichungen von M:	$\pm$	1	2
Frequenz, positive Varianten:		4	1
Frequenz, negative Varianten:		4	1
Summe p jeder Abweichung:		8	2
$\alpha^2 =$		1	4
$p \cdot \alpha^2 =$		8	8

$$\Sigma p \cdot \alpha^2 = 16,$$

$$\frac{\Sigma p \cdot \alpha^2}{n} = \frac{16}{16} = 1,$$

$$\sigma = \pm \sqrt{\frac{\Sigma \cdot p\alpha^2}{n}} = \pm \sqrt{\frac{16}{16}} = \pm \sqrt{\frac{4}{4}} = \pm 1.$$

In vollkommen analoger Weise läßt sich σ für die entwickelte Binomialreihe $(1+1)^6$ berechnen. Hier ist $n = 64$, und die Mittelklasse 4 stellt den Mittelwert M dar.

Variantenklassen:	1	2	3	4	5	6	7
Frequenz:	1	6	15	20	15	6	1

Abweichungen von M:	1	2	3
Frequenz, positive Varianten:	15	6	1
Frequenz, negative Varianten:	15	6	1
Summe p jeder Abweichung:	30	12	2
$\alpha^2 =$	1	4	9
$p \cdot \alpha^2 =$	30	48	18

$$\Sigma p \cdot \alpha^2 = 96,$$

$$\frac{\Sigma p \cdot \alpha^2}{n} = \frac{96}{64} = \frac{6}{4} = 1{,}5,$$

$$\sigma = \pm \sqrt{\frac{\Sigma p \cdot \alpha^2}{n}} = \pm \sqrt{\frac{6}{4}} = \pm \sqrt{1{,}5} = \pm 1{,}255.$$

Auf analoge Weise lassen sich die Standardabweichungen anderer dem entwickelten Binom $(1 + 1)^n$ entsprechenden Reihen berechnen. Hier ergibt sich folgende Zusammenstellung:

$$
\begin{array}{lll}
\text{Für } (1+1)^2 & \text{ist} & \sigma = \pm\sqrt{\frac{2}{4}}, \\
\quad\text{„}\ (1+1)^4 & \text{„} & \sigma = \pm\sqrt{\frac{4}{4}}, \\
\quad\text{„}\ (1+1)^6 & \text{„} & \sigma = \pm\sqrt{\frac{6}{4}}, \\
\quad\text{„}\ (1+1)^8 & \text{„} & \sigma = \pm\sqrt{\frac{8}{4}}, \\
\quad\quad\vdots & & \quad\quad\vdots \\
\quad\text{„}\ (1+1)^{20} & \text{„} & \sigma = \pm\sqrt{\frac{20}{4}}, \\
\quad\quad\vdots & & \quad\quad\vdots \\
\quad\text{„}\ (1+1)^n & \text{„} & \sigma = \pm\sqrt{\frac{n}{4}},
\end{array}
$$

wobei n diesmal den Exponenten des Binoms bezeichnet.

Berechnung von σ bei empirischen Variationsreihen.

Für σ war oben die Formel angegeben $\sigma = \pm\sqrt{\frac{\Sigma p \cdot a^2}{n}}$. Hier sei nun bemerkt, daß diese Formel Anwendung findet, wenn es sich um große Variationsreihen handelt. Ist aber σ für kleine Reihen zu suchen, so empfiehlt es sich stets, die genauere Formel anzuwenden, die ein genaueres Resultat ergibt. Diese Formel lautet:

$$\sigma = \pm\sqrt{\frac{\Sigma p \cdot a^2}{n-1}}.$$

Es sei nun für die Reihe der opsonierten Bakterien, eine Reihe von Ganzvarianten, nach der vorliegenden Formel die Standardabweichung berechnet.

Der Mittelwert M ist bereits oben berechnet worden, $M = 284{,}1$. Es müssen nun zunächst die Abweichungen der verschiedenen Variantenklassen von M, als a, berechnet werden.

Ist $M = 284{,}1$, so liegt er zwischen der Variantenklasse 284 und 285. Der Abstand a der Klasse 284 beträgt also von

$M = -0{,}1$ und der Abstand α der Klasse 285 von $M = +0{,}9$. Die übrigen Abweichungen α lassen sich ebenfalls leicht berechnen. Sämtliche Abweichungen müssen quadriert werden. Am besten wird der Gang der Operation durch folgende Ausrechnung erläutert:

Klassenwert	Abweichung von $M = \alpha$	α^2	Klassenfrequenz	$p \cdot \alpha^2$
279	$-5{,}1$	26,01	1	26,01
280	$-4{,}1$	16,81	1	16,81
281	$-3{,}1$	9,61	4	38,44
282	$-2{,}1$	4,41	8	35,28
283	$-1{,}1$	1,12	10	12,10
284	$-0{,}1$	0,01	18	0,18
285	$+0{,}9$	0,81	13	10,53
286	$+1{,}9$	3,61	7	25,27
287	$+2{,}9$	8,41	2	16,82
288	$+3{,}9$	15,21	2	30,42
289	$+4{,}9$	24,01	0	0
290	$+5{,}9$	34,81	1	34,81
291	$+6{,}9$	47,61	1	47,61
			$n = 68$	$\Sigma p \cdot \alpha^2 = 294{,}28$

Das durchschnittliche Quadrat aller Abweichungen ist also, wenn die genauere theoretische Formel zugrunde gelegt wird:

$$\frac{\Sigma \cdot p\alpha^2}{n-1} = \frac{294{,}28}{67} = 4{,}392$$

und die Standardabweichung σ ist gleich:

$$\sigma = \pm\sqrt{\frac{\Sigma p \cdot \alpha^2}{n-1}} = \pm\sqrt{4{,}392} = \pm 2{,}096,$$

$$\sigma = \pm 2{,}096.$$

Vereinfachte Berechnung der Standardabweichung.

Die Berechnung der Standardabweichung läßt sich um vieles vereinfachen, wenn man an Stelle der oben erwähnten Formeln die sogenannte Berechnungsformel verwendet. Diese Formel lautet:

$$\sigma = +\sqrt{\frac{\Sigma p \cdot a^2}{n} - b^2} \quad \text{bzw.} \quad \sigma = \pm\sqrt{\frac{S p \cdot a^2}{n-1} - b^2}.$$

Der Vorteil dieser scheinbar komplizierteren Formel liegt darin, daß die Abweichung α vom Mittelwert nicht vorkommt. An Stelle von α kommt hier a vor, die Abweichung von irgendeiner frei gewählten Ausgangsklasse A. Diese ist überall da, wo es sich um Ganzvarianten oder Klassenvarianten handelt, die in ganzen Zahlen ausgedrückt werden können, ebenfalls in geraden Zahlen anzugeben. Ferner findet sich in dieser Formel b, die Abweichung des Mittelwertes M von dem frei gewählten Ausgangspunkte A. Es ist also $b = M - A$.

In dem eben weiter durchgeführten Beispiel der opsonierten Bakterien war

$$M = 284{,}10,$$
$$b \text{ (für Klasse 284)} = +\,0{,}10.$$

Es werde jetzt die Klasse 284 als Ausgangsklasse gewählt Hier ergibt sich dann folgende Berechnung: Zunächst wird $Sp \cdot a^2$ berechnet:

Korrespondierende Klassen	285 283	286 282	287 281	288 280	289 279	290 278	291 277
a	1	2	3	4	5	6	7
Frequenz der Plusklassen	13	7	2	2	0	1	1
Frequenz der Minusklassen	10	8	4	1	1	0	0
Summe von p, ohne Berücksichtigung der Vorzeichen	23	15	6	3	1	1	1
a^2	1	4	9	16	25	36	49
$p \cdot a^2$	23	60	54	48	25	36	49

$$\Sigma p \cdot a^2 = 294.$$

Es ist also

$$\frac{\Sigma p \cdot a^2}{n - 1} = \frac{295}{67} = 4{,}403.$$

$\Sigma p \cdot a$ oder auch $\frac{\Sigma p \cdot a}{n}$ heißt ν_1, das erste Moment über $A \cdot \Sigma p \cdot a^2$ oder auch $\frac{\Sigma p \cdot a^2}{n}$ heißt ν_2 oder das zweite Moment über A, usw.

Von dem Werte 4,403 ist nun noch b^2 abzuziehen. b war $= 0{,}1$, b^2 ist also $= 0{,}01$. Es ist also

$$\frac{\Sigma p \cdot a^2}{n-1} - b^2 = 4{,}403 - 0{,}01 = 4{,}393.$$

Und endlich ist

$$\sigma = \pm \sqrt{\frac{\Sigma p \cdot a^2}{n-1} - b^2} = \pm \sqrt{4{,}393} = \pm 2{,}096.$$

Es ist hierdurch genau der gleiche Wert erhalten worden, wie bei der oben ausgeführten umständlichen Berechnungsweise nach der theoretischen Formel.

Die Standardabweichung bei Klassenvarianten.

Man kann nun mitunter in die Lage kommen, einzelne Klassen zusammenlegen und somit den Klassenspielraum vergrößern zu müssen. In diesen Fällen wird genau ebenso gerechnet, als ob es sich um Klassenwerte handelt, die sich durch ganze Zahlen ausdrücken lassen. Erst nach Beendigung der Rechnung wird die nötige Korrektur durchgeführt.

Wird beispielsweise eine untersuchte Population nicht in $1\,g$-Klassen, sondern in $2\,g$-Klassen eingeteilt, so rechnet man genau ebenso, als wenn man einen Klassenspielraum von nur $1\,g$ hätte. Das Resultat ist dann natürlich um die Hälfte zu klein und muß mit 2 multipliziert werden.

Sheppards Korrektur.

Bei Klassenvarianten darf man aber folgendes nicht vergessen. Bei der Einteilung der Varianten in Klassen und Behandlung als Ganzvarianten ergibt sich stets ein Fehler, weil der Klassenmittelpunkt Z meist nicht mit dem Mittelpunkt der Klassen identisch ist, wie schon oben gezeigt war. Die Genauigkeit der Standardabweichung wird hierdurch stark beeinträchtigt, denn wenn in der Formel

$$\sigma = \pm \sqrt{\frac{\Sigma p \cdot a^2}{n} - b^2}$$

a quadriert wird und sich dadurch vergrößert, so vergrößert sich auch der Fehler δ. Da a stets als positiv gilt, ist auch δ

stets positiv. Es wird die Standardabweichung in allen Fällen zu groß. Nun hat Sheppard eine Formel zur Korrektur des Fehlers gefunden, die sich als sehr zuverlässig erwiesen hat. Diese Formel, die sehr leicht anzuwenden ist, lautet:

$$\sigma = \pm \sqrt{\frac{\Sigma p \cdot a^2}{n} - b^2 - \frac{1}{12}} = \pm \sqrt{\frac{\Sigma p \cdot a^2}{n} - b^2 - 0{,}08333}$$

bzw.

$$\sigma = \pm \sqrt{\frac{\Sigma p \cdot a^2}{n-1} - b^2 - \frac{1}{12}} = \pm \sqrt{\frac{\Sigma p \cdot a^2}{n-1} - b^2 - 0{,}08333.}$$

Der Variationskoeffizient.

Ebenso wie das Quartil ist auch die Standardabweichung kein absolutes Maß, sondern eine benannte Zahl. So gibt sie beispielsweise die Anzahl phagozytierter Bakterien, Gehalt an Immunitätseinheiten, Zentimeter, Gramm usw. Um Vergleiche zwischen zwei verschiedenen Variationsreihen aufstellen zu können, ist es also notwendig, ein auf der Standardabweichung beruhendes relatives Maß zu finden.

Ähnlich wie beim Quartil, hat für diesen Fall Pearson angeraten, die Standardabweichung in Prozenten des Mittelwertes auszudrücken. Es ergibt sich hieraus der Standardkoeffizient oder Variationskoeffizient v. Es ist also

$$v = \frac{100\,\sigma}{M}$$

oder für das Beispiel der phagozytierten Bakterien:

$$v = \frac{100\,\sigma}{M} = \frac{100 \cdot \pm 2{,}096}{284{,}10} = \pm \frac{209{,}6}{284{,}10} = \pm 0{,}7378,$$

$$v = \pm 0{,}7378.$$

Es soll hier aber nicht unerwähnt bleiben, daß die Meinungen über den Wert des Variationskoeffizienten recht geteilt sind und von manchen Seiten aus heftig angegriffen werden. Bis aber eine andere allgemein angenommene Art der Berechnung gefunden ist, mag ruhig der Variationskoeffizient bei Vergleichung zweier oder mehrerer Variationsreihen zugrunde. gelegt werden, denn so wertlos, wie es z. B. Duncker behauptet, ist er wohl kaum. Bis eine endgültige Entscheidung getroffen ist, mag er also seine Stellung bewahren, zumal er in vielen Fällen doch eine gute Vergleichung erlaubt.

Die Standardabweichung bei der Normalkurve.

Um vergleichbare Variationspolygone aufzustellen, bezieht man bei allen Untersuchungen auf jedem Gebiet die Zahl der Einzelvarianten n auf 10 000. Es wird also die Gesamtfrequenz n der Population und die Klassenfrequenzen p in pro 10000 ausgedrückt. Ferner kann man eine beliebige Vereinbarung treffen, wie groß man die Einheiten auf der Abszissenachse und Ordinatenachse annehmen will. In der oben abgebildeten Normalkurve zeigt sich die ideale Variationskurve $(1+1)^{\infty}$ in dem Verhältnis der Ordinatenskala zu der Abszissenskala, wie es Johannsen vorgeschlagen hat.

Für die Einteilung der Abszissenskala ist die Standardabweichung σ als Einheit angenommen. Vom 0-Punkt, dem Mittelwert M aus, gehen nach rechts die positiven und nach links die negativen Einheiten. Jede Einheit σ ist aber nochmals in 0,1 σ eingeteilt, also in zehntel Einheiten. Die Ordinatenskala ist in entsprechend praktische Einheiten eingeteilt.

Die Standardwerte $\frac{\alpha}{\sigma}$.

Man hat nun angenommen, daß das Gesamtareal in 10000 Flächeneinheiten oder Elementarrechtecke eingeteilt ist und hat dann berechnet, wieviele Elementarrechtecke in irgendeinem beliebigen Areal der Normalkurve vorhanden sind, das von einer beliebigen Ordinate und der Schwerpunktsordinate begrenzt ist. Die Entfernung dieser Ordinate von der Mittelordinate muß nun in Einheiten der Standardabweichung ausgedrückt werden, da diese ja bei der Einteilung der Abszisse als Maß benutzt wurde.

Die Abweichungen vom Mittelwert M werden stets als α bezeichnet, und wenn diese in Einheiten der Standardabweichung ausgedrückt werden sollen, so sind die Abweichungen vom Mittel $= \frac{\alpha}{\sigma}$. Die Werte für $\frac{\alpha}{\sigma}$ heißen Standardwerte oder Abmodalitätsindex.

Die Abweichung α der Mittelordinate ist $= 0$, folglich ist auch $\frac{\alpha}{\sigma} = 0$, und der Standardwert der Mittelordinate ist $= 0$. Ist die Abweichung α von $M = \pm 3$, so ist ihr Standardwert,

Tabelle der Standardwerte nach Johannsen.

$\frac{\alpha}{\sigma}$	$^0/_{000}$	Differenz für 0,01 zur Interpolation	$\frac{\alpha}{\sigma}$	$^0/_{000}$	Differenz für 0,01 zur Interpolation
0,00	0	40	1,80	4641	8
0,05	199	40	1,85	4678	7
0,10	398	40	1,90	4713	7
0,15	596	39	1,95	4744	6
0,20	793	39	2,00	4773	6
0,25	987	39	2,05	4798	5
0,30	1179	38	2,10	4821	5
0,35	1368	38	2,15	4842	4
0,40	1554	37	2,20	4861	4
0,45	1736	37	2,25	4878	3
0,50	1915	36	2,30	4893	3
0,55	2088	35	2,35	4906	3
0,60	2258	34	2,40	4918	3
0,65	2422	33	2,45	4929	2
0,70	2580	32	2,50	4938	2
0,75	2734	31	2,55	4946	2
0,80	2881	30	2,60	4953	2
0,85	3023	28	2,65	4960	1
0,90	3159	27	2,70	4965	1
0,95	3289	26	2,75	4970	1
1,00	3413	26	2,80	4974	1
1,05	3531	25	2,85	4978	1
1,10	3643	24	2,90	4981	—
1,15	3749	22	2,95	4984	—
1,20	3849	21	3,00	4987	—
1,25	3944	20	3,1	4990	—
1,30	4032	19	3,2	4993	—
1,35	4115	18	3,3	4995	—
1,40	4192	17	3,4	4997	—
1,45	4265	15	3,5	4998	—
1,50	4332	14	3,6	4999	—
1,55	4394	13	3,7	4999	—
1,60	4452	12	3,8	4999	—
1,65	4505	11	3,9	5000	—
1,70	4554	11	$4,0-\infty$	5000	—
1,75	4599	10			
		9			

da σ als Einheit gleich 1 ist, gleich $\frac{\pm 3}{1} = \pm 3$. Ist die Abweichung $\alpha = \pm 0{,}2$, so ist der Standardwert $= \frac{\pm 0{,}2}{1} = \pm 0{,}2$.

Man hat die Zahl der Elementarrechtecke, die zwischen einer beliebigen α-Ordinate und der Schwerpunktsordinate liegen, für alle Standardwerte $\frac{\alpha}{\sigma}$ zwischen 0 und ± 4 berechnet, für den Fall, daß $n = 10000$ ist. Beifolgende Tabelle enthält die berechneten Werte. Es ist klar, daß einerseits sowohl die Werte für $\frac{+\alpha}{\sigma}$ und $\frac{-\alpha}{\sigma}$ einander gleich sind und sich nur durch das Vorzeichen unterscheiden, und daß andererseits die Tabelle nur bis $\frac{\alpha}{\sigma} = \pm 4$ berechnet ist, weil ja der ± 4 entsprechende Punkt nicht einmal mehr auf der Skala zu finden ist.

Anpassung des Musterbeispiels an die Normalkurve.

Die Anpassung einer Variationskurve an die Normalkurve muß vom Mittelwert M aus als 0-Punkt vorgenommen werden. und von diesem aus sind alle Klassenabweichungen zu berechnen. In dem Beispiel der opsonischen Wirkung war bereits gefunden:

$$M = 284{,}10$$

und $\sigma = \pm 2{,}096$

oder abgerundet $\sigma = \pm 2{,}10$.

Zunächst müssen die Klassenfrequenzen auf eine Gesamtpopulation von $n = 10000$ Fällen bezogen werden oder mit anderen Worten in pro 10000 ausgedrückt werden. Hierbei ergibt sich folgende Reihe:

Klassen:	279	280	281	282	283	284	285	286	287	288	289	290	291
p:	1	1	4	8	10	18	13	7	2	2	0	1	1
‰₀	147	147	588	1177	1471	2647	1912	1029	294	294	0	147	147

Nunmehr müssen die Standardwerte der bei 279,5, 280,5, 281,5 usw. liegenden Klassengrenzen bestimmt werden. Die Standardabweichung war $\sigma = \pm 2{,}1$, der Standardwert der Klassengrenzen ist also $\frac{1}{\sigma} = \frac{1}{2{,}1} = 0{,}4762$.

Der Mittelwert $M = 284{,}1$ liegt in der Klasse 284 zwischen den Grenzen 283,5 und 284,5. Die Klassengrenze 283,5 ist $-0{,}6$ und die Klassengrenze 284,5 ist $+0{,}4$ vom Mittelwert entfernt. In Standardwerten ausgedrückt befindet sich die Klassengrenze 283,5 in einer Entfernung von $-\frac{0,6}{2,1} = -0,2857\,\sigma$ vom Mittelwert und die Klassengrenze 284,5 in einer Entfernung von $+\frac{0,4}{2,1} = 0,1905\,\sigma$ vom Mittelwert entfernt. Die letzten Einheiten der Abszissenskala haben einen Wert von 0,1 σ. Die unterste Grenze der Klasse 284 bei — 0,2857 liegt also eine Kleinigkeit rechts vom dritten Minuspunkt der Abszissenskala, und die oberste Grenze dieser Klasse liegt bei + 0,1905, also eine Kleinigkeit links von dem zweiten Pluspunkt der Abszissenachse. Die ganze Klasse umfaßt also den Raum zwischen — 0,2857 σ und + 0,1905 σ, also im Ganzen in σ-Einheiten ausgedrückt 0,4762 σ.

Die übrigen Klassengrenzen finden sich nun leicht, indem man zu der oberen Grenze + 0,1905 je + 0,4762 σ addiert und zu der unteren Grenze — 0,2857 je — 0,4762 σ addiert. Die ganzen Klassengrenzen ergeben sich aus beifolgender Tabelle.

Klassen	Klassen-grenzen	α der Klassen-grenzen in Standard-werten	Klassen-frequenz von 0 bis zur äußersten Klassen-grenze	‰ in der Klasse	Höhe der Klassenrecht-ecke in Ein-heiten der Ordinaten-skala
	278,5	— 2,6667	4962		
279				105	22
	279,5	— 2,1905	4857		
280				289	61
	280,5	— 1,7143	4568		
281				647	136
	281,5	— 1,2381	3921		
282				1151	242
	282,5	— 0,7619	2770		
283				1646	346
	283,5	— 0,2857	1124		
284	284,1	0		1881	395
			757		
	284,5	+ 0,1905			
285				1719	361
	285,5	+ 0,6667	2476		
286				1258	264
	286,5	+ 1,1429	3734		
287				738	155
	287,5	+ 1,6191	4472		
288				347	73
	288,5	+ 2,0953	4819		
289				129	27
	289,5	+ 2,5715	4948		
290				40	8
	290,5	+ 3,0477	4988		
291				10	2
	291,5	+ 3,5239	4998		

Jetzt handelt es sich darum, die theoretischen Frequenzziffern pro 10 000 zu berechnen. Zunächst berechnet man nach der oben gegebenen Tabelle die theoretische Frequenz pro 10 000 vom 0-Punkt bis zur äußersten Klassengrenze. Für die Grenze von 283,5, die = — 0,2857 ist, findet man in der Tabelle 1124. Für — 0,7619 findet man 2770 usw. (vgl. Tabelle).

Nach dieser Aufstellung wird die theoretische Frequenz pro 10 000 in der Klasse berechnet. Die 284-Klasse geht von — 0,2857 σ bis + 0,1905 σ, enthält also 1124 + 757 = 1884 Elementarrechtecke. Klasse 285 geht von 0,1905 σ bis 0,6667 σ,

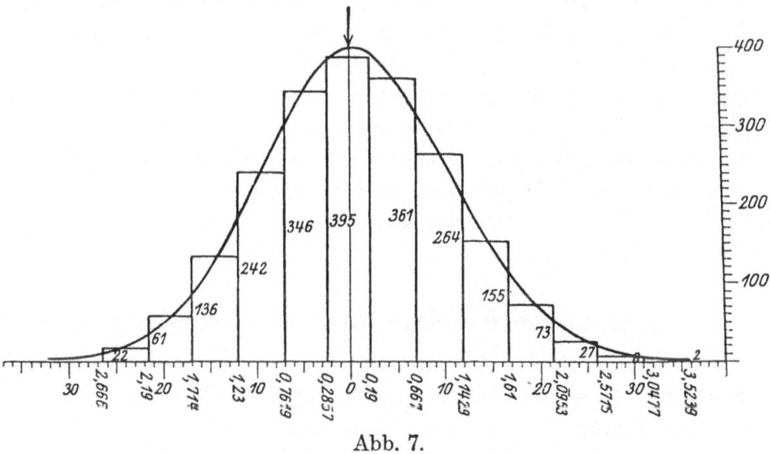

Abb. 7.

enthält also 2476 — 757 = 1719 Elementarrechtecke, da bis 0,6667 σ 2476 Elementarrechtecke gehen und bis 0,1905 σ 757 Elementarrechtecke. Es wird aber nur die Anzahl der zwischen diesen Werten liegenden Elementarrechtecke gesucht, folglich werden die beiden Werte voneinander subtrahiert. In analoger Weise werden auch die anderen theoretischen Frequenzen in den anderen Klassen berechnet.

Um die Höhen der Klassenrechtecke, die errichtet werden sollen, zu finden, muß, da als Einheit der Skala $\frac{\sigma}{10} = 0{,}1\,\sigma$ angenommen war, jede in pro 10 000 ausgedrückte Klassenfrequenz durch $10 \cdot 0{,}4762$ (den Standardwert) = 4,762 dividiert werden. Sonst werden die Klassenrechtecke im Verhältnis zur Normalkurve

4,762 mal zu hoch. Mit Hilfe der so gefundenen Höhen errichtet man dann die Klassenrechtecke in der Normalkurve und erhält obenstehendes Bild (Abb. 7).

Es zeigt sich also bei der angepaßten Kurve, daß die empirische Variationskurve nur gering von der Normalkurve abweicht und nur sehr wenig Asymmetrie zeigt.

Zuverlässigkeitsbestimmung.

Zuverlässigkeitsbestimmungen sind bei allen variationsstatistischen Berechnungen notwendig und ohne solche läßt sich kein endgültiges Urteil über den Charakter einer Population fällen. Vor allen Dingen sind sie notwendig zur Feststellung, daß Verschiedenheiten im Maß zweier verglichener Populationen auch tatsächliche Verschiedenheiten des Charakters beider Populationen sind. Ferner kann man aus den Zuverlässigkeitsbestimmungen erkennen, ob der für eine bestimmte aus n Varianten bestehende Population berechnete Mittelwert oder die betreffende Standardabweichung auch tatsächlich den wirklichen Charakter darstellt.

Der mittlere Fehler des Mittelwertes.

Der mittlere Fehler des Mittelwertes wird mit dem Symbol m bezeichnet. Zu seiner Berechnung dienen zwei Formeln. Nimmt man das Quartil als Maß der Variabilität, so ist

$$m = \frac{Q}{\sqrt{n}}.$$

In neuerer Zeit nimmt man zur Bemessung der Variabilität jedoch meist die Standardabweichung σ, und für diesen Fall ist

$$m = \frac{\sigma}{\sqrt{n}}.$$

Q und σ sind nicht einander gleich. Immerhin ist es möglich in Reihen mit annähernd binomialer Verteilung diese beiden verschiedenen Formeln in Übereinstimmung zu bringen. In solchen Reihen stehen Q und σ stets zueinander in einem ganz bestimmten Verhältnis, das man als Quartilstandardabweichungsrelation $\frac{Q}{\sigma} = 0{,}6745$ bezeichnet. Ist nun

$\frac{Q}{\sigma} = 0{,}6745$, so ist $Q = 0{,}6745\ \sigma$. Wird dieser Wert eingesetzt, so ergibt sich:

$$\frac{Q}{\sqrt{n}} = \frac{0{,}6745\ \sigma}{\sqrt{n}}$$

oder

$$\frac{\sigma}{\sqrt{n}} = \frac{Q}{0{,}6745 \cdot \sqrt{n}}.$$

Man bezeichnet nun den Ausdruck $\pm \frac{\sigma}{\sqrt{n}}$ als mittleren Fehler des Mittelwertes mit m und den Ausdruck $\pm \frac{Q}{\sqrt{n}} = \frac{0{,}6745\ \sigma}{\sqrt{n}}$ als wahrscheinlichen Fehler des Mittelwertes mit E_M oder wF_M. In analoger Weise wird der wahrscheinliche Fehler des Variationskoeffizienten mit E_v oder wF_v bezeichnet.

Q und σ haben stets doppelte Vorzeichen, folglich auch m und E_M.

Anwendung des mittleren Fehlers des Mittelwertes.

Der bei jeder Population angegebene Mittelwert M bekommt erst dann seine richtige Bedeutung, wenn man die Zuverlässigkeit ebenfalls angibt und den mittleren Fehler m des Mittelwertes ebenfalls zu M hinzufügt. Es wäre dann also zu schreiben: $M \pm m$.

Aus dem aus einer Population gefundenen Mittelwert M lassen sich in Verbindung mit dem mittleren Fehler m des Mittelwertes mit annähernd exakter Genauigkeit jene Grenzen bestimmen, zwischen denen der wirkliche Mittelwert liegen muß. Der wirkliche Mittelwert ist der Mittelwert einer genau analogen, aber ganz ungeheuer großen Population. Diese Grenzen des wirklichen Mittelwertes findet man dadurch, daß zu dem empirisch gefundenen Mittelwert einerseits das Dreifache seines mittleren Fehlers hinzuaddiert und andererseits das Dreifache seines mittleren Fehlers subtrahiert wird. Der wahre Mittelwert liegt also zwischen den Grenzen $M \pm 3m$.

Beispielsweise wird jetzt der Mittelwert der Reihe der phagozytierten Bakterien folgendermaßen angegeben:

$$M \pm m = M \pm \frac{\sigma}{\sqrt{n}} = 284{,}1 \pm \frac{2{,}096}{\sqrt{68}} = 284{,}1 \pm \frac{2{,}096}{8{,}246} = 284{,}1 \pm 0{,}2542.$$

Der wahre Mittelwert wäre also $M \pm 3m = 284{,}1 \pm 0{,}7626$, er liegt also zwischen 283,3374 und 284,8626 Bakterien.

Vergleich zweier Populationen.

Die wichtigste Rolle spielt die Bestimmung des mittleren Fehlers des Mittelwertes bei dem Vergleich zweier verwandter Populationen. So werden beispielsweise bei einer Reihe von Individuen, die an der gleichen Krankheit leiden, die Bestimmungen des opsonischen Indexes vorgenommen. Bei den Untersuchungen ergab sich bei einer Population von gesunden Individuen (= Population A) ein Mittelwert von 284,1 Bakterien, bei der Population der Kranken (Population B) aber ein Mittelwert von 263,43 Bakterien. Der Vergleich beider Populationen bekommt erst dann einen wirklichen Wert, wenn bei beiden Populationen die mittleren Fehler der Mittelwerte berücksichtigt werden. m ist für Population A (normal) $= \pm\ 0{,}2542$ und für die Population B (krank) $= \pm\ 0{,}4125$.

Es müssen nun für jede Population die Fehlergrenzen des Mittelwertes bestimmt werden, was dadurch geschieht, daß der Spielraum des mittleren Fehlers auf das Dreifache vergrößert wird. Es liegt also mit allergrößter Wahrscheinlichkeit der wahre Mittelwert der Population A (gesund) zwischen $284{,}1 + 3 \cdot 0{,}2542$ und $284{,}1 - 3 \cdot 0{,}2542$ und der wahre Mittelwert der Population B (krank) zwischen $263{,}43 + 3 \cdot 0{,}4125$ und $263{,}43 - 3 \cdot 0{,}4125$.

Der wahre Mittelwert der Population A (gesund) liegt also zwischen 283,3374 und 284,8626, und der wahre Mittelwert der Population B (krank) liegt zwischen 262,1925 und 264,6675. Diese Grenzen der wahren Mittelwerte liegen so weit auseinander, daß kein Zweifel besteht, daß zwischen den Mittelwerten der beiden Populationen A und B ein deutlicher Unterschied besteht.

Es kann vorkommen, daß bei zwei Populationen, die miteinander verglichen werden, die Grenzen des wahren Mittelwertes ineinander übergehen. Da ist es dann schwierig zu entscheiden, ob tatsächlich wirkliche Verschiedenheiten bestehen.

Der mittlere Fehler der Differenz zweier Mittelwerte m_{Diff}.

Aus der Wahrscheinlichkeitsrechnung läßt sich eine Formel ableiten, nach der der mittlere Fehler der Differenz zweier Mittelwerte direkt bestimmt werden kann, nämlich:

$$m_{Diff} = \pm \sqrt{m_1^2 + m_2^2}\,.$$

Diese Formel besagt, daß der mittlere Fehler der Differenz zweier Mittelwerte m_{Diff} gleich der Quadratwurzel aus der Summe der Quadrate der mittleren Fehler der betreffenden beiden Mittelwerte m_1 und m_2 ist. Bei der Anwendung dieser Formel auf den vorliegenden Fall des opsonischen Indexes der beiden Populationen A und B (gesund und krank) ergibt sich folgendes:

Die Differenz der Mittelwerte beider Populationen ist 284,1 — 263,43 = 20,67. Es ist also

$$\begin{aligned} m_{Diff} &= \pm \sqrt{0{,}2542^2 + 0{,}4125^2} \\ &= \pm \sqrt{0{,}064617 + 0{,}17016} \\ &= \pm \sqrt{0{,}234777} \\ &= \pm 0{,}48453 \end{aligned}$$

oder abgerundet

$$= \pm 0{,}48\,.$$

Die wahre Differenz ist also mit gleichzeitiger Angabe des mittleren Fehlers 20,67 ± 0,48. Die Differenz wäre dann schon als tatsächlich bestehend zu betrachten, wenn sie dreimal so groß wäre wie der mittlere Fehler. Hier ist sie fast 17 mal so groß.

Die Zuverlässigkeitsbestimmungen sind schon deshalb von größter Wichtigkeit, weil man es häufig mit kleinen Populationen zu tun hat, die aus 10, 20, 30 usw. Einzelbeobachtungen, Einzelfällen usw. bestehen. Aus der Berechnung geht dann hervor, ob die Zuverlässigkeit genügend groß ist, um weitere Schlüsse ziehen zu dürfen.

Der mittlere Fehler von σ und v.

Der mittlere Fehler der Standardabweichung wird nach der Formel

$$m_\sigma = \frac{\sigma}{\sqrt{2n}}$$

berechnet. Die Berechnung des mittleren Fehlers des Variationskoeffizienten ist verschieden, je nachdem v größer oder kleiner als 10 ist. Ist v kleiner als 10, so verwendet man die Formel

$$m_v = \frac{v}{\sqrt{2n}},$$

ist v jedoch größer als 10, so tritt die Formel

$$m_v = \frac{v}{\sqrt{2n}} \cdot \sqrt{1 + 2\left(\frac{v}{100}\right)^2}$$

in Anwendung.

Um exakte Angaben zu machen, ist es notwendig, den mittleren Fehler des Mittelwertes, der Standardabweichung und des Variationskoeffizienten anzugeben.

Der wahrscheinliche Fehler E oder wF wird dadurch gefunden, daß m mit 0,6745 multipliziert wird, da dann die Formeln ja nicht auf die Standardabweichung, sondern auf das Quartil bezogen werden.

Beispiel einer korrekten Liste.

Im folgenden sei nunmehr eine korrekte Liste der Konstanten für die Versuchsreihe der phagozytierten Bakterien am Gesunden angeben:

Frequenz der Population	$n = 68$
Mittelwert, Durchschnitt der phagozytierten Bakterien	$M \pm m = 284{,}1 \pm 0{,}2542$
Differenz des Mittelwertes gegenüber der Population „Krank“	$Diff\, M \pm m_{Diff} = 20{,}67 \pm 0{,}48$
Das Quartil	$Q = \pm 1{,}196$
Der M-Quartilkoeffizient	$\frac{100 \cdot Q}{M} = 0{,}42098$
Die Mediane	$Med = 284{,}0556$
Standardabweichung	$\sigma \pm m_\sigma = \pm 2{,}096 \pm 0{,}1797$
Variationskoeffizient	$v \pm m_v = \pm 0{,}7378 \pm 0{,}06327$

Abweichungen der Kurve.

Die meisten Variationskurven von Populationen zoologischer, physiologischer oder serologischer Beobachtungen sind eingipfelig, beiderseits beschränkt und etwas asymmetrisch. Rein symmetrisch empirisch gefundene Variationsreihen sind wohl nie zu beobachten.

Es ist aber leicht anzunehmen, daß eine asymmetrische Kurve dadurch entstanden sein kann, daß mehrere symmetrische Kurven addiert worden sind und nunmehr eine sogenannte komplexe Kurve entstehen lassen. Ebenso können durch Addition zweier oder mehrerer symmetrischer Kurven zwei- oder mehrgipfelige Kurven entstehen, wenn z. B. verschiedene Geschlechter, Rassen, Arten usw. untersucht werden. Im großen Ganzen kann man jedoch sagen, daß die meisten Kurven von Populationen eine annähernd binomiale Verteilung ihrer Varianten aufweisen. Allerdings kann eine mehr oder minder starke Schiefheit nach der Plusseite oder Minusseite das Variationspolygon fast völlig unsymmetrisch erscheinen lassen.

Klassifikation der Kurven.

Nur der Vollständigkeit halber sei hier die Klassifikation der Variationskurven nach Pearson angegeben, da man mitunter die Angaben findet, eine Kurve sei zu dem Pearsonschen Typus II, III usw. zu rechnen.

A. Kurve eingipfelig.
  I. Kurve einfach.
    a. Abszissenachse oder Variationsbreite nach beiden Seiten begrenzt.
      1. Kurve asymmetrisch, schief: **Typus I.**
      2. Kurve symmetrisch: **Typus II.**
    b. Abszissenachse oder Variationsbreite nur einseitig begrenzt, wodurch die Kurve schon asymmetrisch erscheint: **Typus III, Typus V, Typus VI.**
    c. Abszissenachse oder Variationsbreite beiderseitig unbegrenzt.
      1. Kurve asymmetrisch, schief: **Typus IV.**
      2. Kurve symmetrisch: **Typus VII. Typus G (Normalkurve).**
  II. Kurve komplex, zusammengesetzt aus mehreren Einzelkurven.

B. Kurve mehrgipfelig. Auch hier handelt es sich meist um komplexe Kurven.

Die allgemeine Wahrscheinlichkeitskurve.

Oben war stets die Binomialformel $(1 + 1)^n$, die der Normalkurve entspricht, behandelt worden. Für $(1 + 1)^n$ wird auch oft $\left(\frac{1}{2} + \frac{1}{2}\right)^n$ geschrieben, wodurch man ausdrücken will, daß bei der Einwirkung unendlich vieler Faktoren die eine Hälfte positiv und die andere negativ einwirkt. Es ist nun ein Verdienst Pearsons, eine allgemeine Wahrscheinlichkeitskurve eingeführt zu haben, in der auch die Normalkurve als Spezialfall enthalten ist. Es ist die Formel:

$$\left(\frac{a}{a+b} + \frac{b}{a+b}\right)^n.$$

Ist in dieser Formel $a = b$, so erhält man $\left(\frac{a}{2a} + \frac{a}{2a}\right)^n$, eine symmetrische Kurve, und setzt man weiterhin $a = 1$, so erhält man $\left(\frac{1}{2} + \frac{1}{2}\right)^n$, was der Normalkurve oder der Gaussschen Fehlerkurve entspricht. Je nachdem, ob n klein, größer oder gar ∞ ist, ist die Abszissenachse oder Variationsbreite verschieden groß.

Scheinbare Schiefheit.

Häufig kommt es vor, daß man bei den Messungen eine nur scheinbar schiefe Kurve erhält, wenn bei den Vorarbeiten nicht genau und exakt verfahren wird. So kann oft der Fall eintreten, daß man eine schiefe Klassifikation vornimmt. Um eine solche zu vermeiden, schlägt Johannsen vor, wenn man eine symmetrische Klassifikation finden will, das Symmetriezentrum aufzusuchen. Das Symmetriezentrum ist der Mittelwert, den man dann am besten zum Zentrum der Mittelklasse benutzt. Von hier aus kann man dann die Varianten gruppieren und so mit ziemlicher Sicherheit eine scheinbare Schiefheit vermeiden. So stellt man beispielsweise bei Messungen an Stelle von Klassengrenzen von 12, 13, 14, 15 usw. cm solche von 12,6 13,6, 14,6 usw. auf.

Die Schiefheitsziffer *S*.

Bei einer symmetrischen Kurve fallen die Schwerpunktsordinate (die Ordinate, die auf dem Punkte M der Abszissenachse errichtet wird, durch den der Mittelwert angegeben wird), die Gipfelordinate Mo (die Ordinate, die auf dem Fußpunkt des Gipfels errichtet wird) und die Medianordinate Med (die Ordinate, die die Flächeneinheiten des Variationspolygons in eine linke Minushälfte und eine rechte Plushälfte teilt) stets zusammen. Dies ist bei einer schiefen Kurve nicht der Fall, vielmehr ist hier die Mode von dem Mittelwerte durch einen Abstand D getrennt. Es ist $D = M - Mo$. Die Schiefheit einer Kurve ist positiv, wenn der Mittelwert größer als die Mode ist, wenn also D positiv ist. Die Schiefheit einer Kurve ist aber negativ, wenn der Mittelwert kleiner als die Mode ist, wenn also D negativ ist.

Es ist zunächst notwendig, den Grad der Schiefheit auszudrücken, und dies tut Johannsen durch die Schiefheitsziffer S, deren theoretische Formel folgendermaßen lautet:

$$S = \pm \left(\frac{\Sigma p \alpha^3}{n}\right) : \sigma^3.$$

σ ist stets positiv zu setzen. Es handelt sich hier bei S um eine sowohl positive als auch negative, unbenannte, relative Zahl.

Da M nur sehr selten mit dem Mittelpunkt einer Klasse genau zusammenfällt, wäre die Berechnung für $\Sigma p \alpha^3$ recht erschwert, daher hat Johannsen eine Berechnungsformel für die Schiefheitsziffer S gefunden, in der die Abweichung einer Variante vom Mittelwerte $M = \alpha$ durch die Abweichung einer Variantenklasse von einem freigewählten Ausgangspunkt $A = a$ ersetzt wird. Diese Formel ist:

$$S = \left(\frac{\Sigma p a^3}{n} - 3b\frac{\Sigma p a^2}{n} + 2b^3\right) : \sigma^3.$$

Berechnung von S.

Die Berechnung von S nach der Johannsenschen Berechnungsformel ist nicht so schwierig, wie es auf den ersten Blick erscheinen möchte, da früher schon $\frac{\Sigma p a^2}{n}$ berechnet war.

Die Berechnung von $\Sigma p a^3$ geschieht in der bekannten Weise. Es genügt, wenn es an dem Beispiel der opsonierten Bakterien gezeigt wird. Bei der Ausrechnung von $\frac{\Sigma p a^3}{n}$ wird als Ausgangspunkt A die Klasse 284 gewählt.

Symmetrieklassen (Wert)	285 283	286 282	287 281	288 280	289 279	290 278	291 277
a = Abweichung von A	1	2	3	4	5	6	7
Frequenz der Plusklassen	13	7	2	2	0	1	1
Frequenz der Minusklassen	10	8	4	1	1	0	0
Frequenzdifferenz .	+3	−1	−2	+1	−1	+1	+1
a^3	1	8	27	64	125	216	343
pa^3	+3	−8	−54	+64	−125	+216	+343

$$\Sigma p a^3 = +439$$

$$\frac{\Sigma p a^3}{n} = \frac{439}{68} = 6{,}456$$

Nunmehr schreitet man zur Berechnung von $3b \cdot \frac{\Sigma p a^2}{n}$. b war $= +0{,}1$, es ist also $3b = +0{,}3$. $\frac{\Sigma p a^2}{n}$ war früher gefunden mit 4,403, es ist also

$$3b \cdot \frac{\Sigma p a^2}{n} = 0{,}3 \cdot 4{,}403 = 1{,}321\,.$$

Als letztes Glied muß $2b^3$ berechnet werden. b war $= +0{,}1$, b^3 ist also $= 0{,}001$ und $2b^3 = 0{,}002$.

Es ist somit

$$\frac{\Sigma p a^3}{n} - 3b\,\frac{\Sigma p a^2}{n} + 2b^3 = 6{,}456 - 1{,}321 + 0{,}002 = 5{,}137\,.$$

Dieser Wert ist durch σ^3 zu dividieren. σ war gefunden als $\pm$ 2,096, σ^3 ist also demnach $= \pm$ 9,208. Daher ist:

$$S = \left(\frac{\Sigma p a^3}{n} - 3b\,\frac{\Sigma p a^2}{n} + 2b^3\right) : \sigma^3 = \frac{5{,}137}{\pm 9{,}208} = 0{,}5579$$

oder abgerundet

$$S = 0{,}56\,.$$

Schiefheiten unter 0,25 werden als klein angesehen, Schiefheiten über 0,5 als groß. Im vorliegenden Fall handelt es sich also um eine starke Schiefheit.

Die theoretische Mode.

Da die empirische Mode nicht immer exakt ist und ziemlich willkürlich entsteht, muß die theoretische Mode berechnet werden. Yule fand, daß der Mittelwert M und die theoretische Mode Mo bei asymmetrischen Variationskurven auf den entgegengesetzten Seiten der Mediane liegen. (Vgl. Abb. 8.)

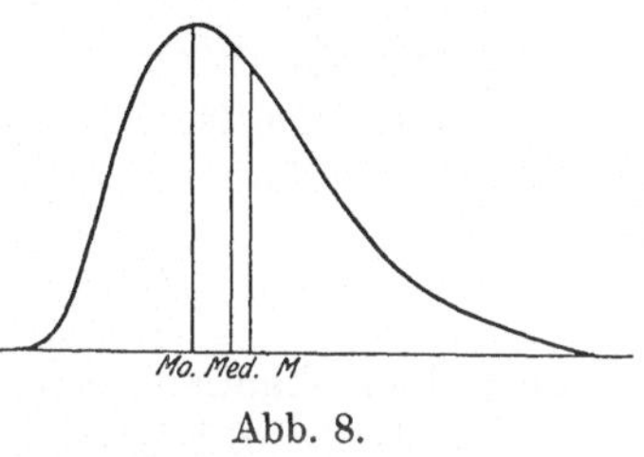

Abb. 8.

Liegt der Mittelwert M also auf der Plusseite der Mediane, so liegt die theoretische Mode auf der Minusseite und umgekehrt. Der Abstand der Mode von der Mediane ist doppelt so groß, wie der Abstand des Mittelwertes von der Mediane. Die Mode liegt somit am ersten Drittel der Strecke des Weges, der vom Mittelwert zur Mediane führt. Es ist also:

$$Mo = 3\,Med - 2\,M$$

oder auch

$$Mo = M - 3\,(M - Med).$$

In dem Musterbeispiel der phagozytierten Bakterien ergibt sich hier folgende Berechnung:

$$\begin{aligned} Mo &= 3\,Med - 2\,M \\ &= 3 \cdot 284{,}0556 - 2 \cdot 284{,}1 \\ &= 852{,}1668 - 568{,}2 \\ Mo &= 283{,}9668\,. \end{aligned}$$

Oder aber:

$$\begin{aligned} Mo &= M - 3 \cdot (M - Med) \\ &= 284{,}1 - 3 \cdot (284{,}1 - 284{,}0556) \\ &= 284{,}1 - 0{,}1332 \\ Mo &= 283{,}9668\,, \end{aligned}$$

also genau der gleiche Wert, wie bei Anwendung der ersten Formel.

Hochgipfelige und tiefgipfelige Kurven.

Hochgipfelige Variationskurven sind Kurven, die nach ihrer Anpassung an die Normalkurve mit ihrem Gipfel über den der Normalkurve hervorragen. Tiefgipfelige Variationskurven sind

Kurven, die nach ihrer Anpassung an die Normalkurve mit ihrem Gipfel unter dem der Normalkurve zurückbleiben. Der Unterschied in der Gipfelhöhe zwischen der fraglichen Variationskurve und der Normalkurve ist der Exzeß *Ex*, der einen positiven (bei hochgipfeligen) oder negativen (bei tiefgipfeligen) Wert haben kann.

Ohne auf die theoretische Ableitung eingehen zu wollen, sei die Formel für die Berechnung des Exzesses *Ex* angegeben, die folgendermaßen lautet:

$$Ex = \left(\frac{\Sigma p \alpha^4}{n} : \sigma^4\right) - 3\,.$$

Auch hier handelt es sich wieder um eine theoretische Formel, nach der die Berechnung ziemlich schwierig wäre. Die dazu gehörige Berechnungsformel ist:

$$Ex = \frac{\frac{\Sigma p a^4}{n} - \frac{4b \cdot \Sigma p a^3}{n} + \frac{6b^2 \cdot \Sigma p a^2}{n} - 3b^4}{\sigma^4} - 3\,.$$

Mit Ausnahme von $\Sigma p a^4$ sind alle Glieder bereits früher schon berechnet worden, so daß die Ausrechnung nicht schwer fallen dürfte.

Mehrgipfelige Variationspolygone.

Während bei der zoologischen und botanischen Biometrik häufig zwei- und mehrgipfelige Variationspolygone auftreten können, ist dies z. B. bei der Immunitätswissenschaft wohl selten der Fall. Es soll hier nur kurz darauf hingewiesen werden, daß es auch eine falsche Mehrgipfeligkeit gibt, die dadurch entstehen kann, daß man eine zu kleine Variantenzahl zur Verfügung hat, oder daß man zu kleine Klassengrenzen angenommen hat. Bei einer Vermehrung des Beobachtungsmaterials, also der Varianten, bzw. bei einer Vergrößerung der Klassenspielräume erhält man dann ein eingipfeliges Variationspolygon. Ist dies aber trotzdem nicht der Fall, so hat man ein wirkliches mehrgipfeliges Variationspolygon vor sich, auf das hier aber nicht näher eingegangen werden soll, da vor allen Dingen noch keine genügende Klarheit darüber herrscht.

Die alternative Variation.

Während es sich bei der bisher behandelten quantitativen oder Reihenvariation um Merkmale handelt, die gewogen, gezählt, gemessen werden können, handelt es sich bei der alternativen oder qualitativen Variation um Unterschiede, die sich z. Zt. noch nicht durch Zahlen ausdrücken lassen, z. B. Farben, positiver oder negativer Ausfall einer Reaktion usw.

Die Aufgabe der statistischen Verarbeitung hierbei ist im wesentlichen darauf beschränkt, die Zahl der Repräsentanten irgendeines alternativen Merkmales in einer Population festzustellen und diese Frequenz in Bruchteilen oder Prozenten der Gesamtpopulation anzugeben.

So reagierten beispielsweise (Franz, W. kl. W. 1909, Nr. 28) von 1002 Soldaten mit der Kochschen Allgemeinreaktion auf Tuberkulin 575 positiv und 427 negativ, also rund 57,39 % positiv und 42,61 % negativ.

Neben diesen prozentualen Angaben lassen sich auch die oben behandelten Werte, z. B. σ, m usw. berechnen.

Der Mittelwert *M*.

Für die alternative Variation lassen sich insofern die Regeln der Reihenvariation anwenden, als man das Material der alternativen Population als in zwei Variantenklassen eingeordnet ansehen kann. Es würde also eine Variationsreihe mit nur zwei Variantenklassen vorliegen. In der einen Klasse wären dann alle die Varianten enthalten, die ein bestimmtes alternatives Merkmal (z. B. positiven Ausfall) besäßen, diese Klasse nennt man Klasse I. Die Varianten der anderen Klasse besitzen dann das betreffende Merkmal nicht, diese Klasse heißt Klasse 0.

Um bei dem eben erwähnten Beispiel zu bleiben, sei die Kochsche Allgemeinreaktion auf Tuberkulin bei 1002 Soldaten angeführt.

Variantenklassen:	0 Positiv	I Nicht positiv	Gesamtzahl n
Klassenfrequenz:	575	427	1002
in % von n:	57,39 %	42,61 %	100 %

oder aber:

Variantenklassen:	0	I	Gesamtzahl n
	Negativ	Nicht negativ	
Klassenfrequenz:	427	575	1002
in % von n:	42,61 %	57,39 %	100 %

Der Mittelwert M wird nach der Formel $M = A + b$ bestimmt. A ist die frei gewählte Ausgangsklasse, es sei hier die 0-Klasse. Die Summe aller Abweichungen von A ist offenbar gleich der Zahl der Varianten in der anderen Klasse, die noch vorhanden ist, der Klasse I, im vorliegenden Falle also $= 427$. Diese Summe aller Abweichungen von A, also 427, muß durch $n = 1002$, die Gesamtzahl aller Varianten der Population dividiert werden. Dieser so gefundene Wert b wird zu A addiert. Es ist also

$$b = \frac{427}{1002} = 0{,}4261$$

$$M = A + b = 0 + 0{,}4261 = 0{,}4261\,.$$

Der Wert der Klasse I ist negativ. Es bedeutet also $M = 0{,}4261$ negative Ausfälle, oder anstatt pro 1 in pro 100 ausgedrückt ist $M = 42{,}61$ % negativer Ausfälle.

Bilden die negativen Ausfälle die 0-Klasse, so ergibt sich

$$b = \frac{575}{1002} = 0{,}5739$$

$$M = A + b = 0 + 0{,}5739 = 0{,}5739$$

oder in pro 100 ausgedrückt:

$$M = 57{,}39\ \%$$

positiver Ausfälle.

Hieraus geht hervor: Der in % ausgedrückte Mittelwert einer alternativ gleichmäßig variierenden Population ist gleich der in % von n ausgedrückten Klassenfrequenz.

Die Standardabweichung.

Die Standardabweichung läßt sich leicht nach der bekannten Formel $\sigma \pm = \sqrt{\frac{\Sigma p a^2}{n} - b^2}$ berechnen. p, die Zahl der Varianten in jeder Klasse ist für Klasse 0 und Klasse I bekannt. a, die Abweichung einer Variante von A ist $= 1$. n ist die

Gesamtzahl der Varianten der Population und b war bereits oben berechnet. Es lassen sich jetzt also die Werte einsetzen:

$$\sigma \pm = \sqrt{\frac{\Sigma p a^2}{n} - b^2} = \pm \sqrt{\frac{472 \cdot 1^2}{1002} - 0{,}4261^2}$$

$$= \pm \sqrt{\frac{472}{1002} - 0{,}4261^2}$$

$$= \pm \sqrt{0{,}4261 - 0{,}1816}$$

$$= \pm \sqrt{0{,}2445} = \pm\, 0{,}4945 \text{ oder } \pm\, 49{,}45\,\%.$$

Also ist

$$\sigma = \pm\, 49{,}45\,\%.$$

Werden die anderen Werte eingesetzt, d. h. die andere Klasse zur Ausgangsklasse gewählt, so ergibt sich:

$$\sigma = \pm \sqrt{\frac{\Sigma p a^2}{n} - b^2} = \pm \sqrt{\frac{575 \cdot 1^2}{1002} - 0{,}5739^2}$$

$$= \pm \sqrt{\frac{575}{1002} - 0{,}5739^2}$$

$$= \pm \sqrt{0{,}5739 - 0{,}3294}$$

$$= \pm \sqrt{0{,}2445} = \pm\, 0{,}4945 \text{ oder } \pm\, 49{,}45\,\%.$$

Also ist

$$\sigma = \pm\, 49{,}45\,\%.$$

Es ergibt sich also genau der gleiche Wert, wie er bei dem anderen Ausgangspunkt erreicht war.

Vereinfachte Berechnung von σ.

Um bei einer alternativen Variationsreihe σ zu berechnen, gibt es eine vereinfachte Formel. Indem man die Zahl der Varianten der 0-Klasse mit p_0 bezeichnet und die Zahl der Varianten der I-Klasse mit p_1, erhält man die Formel:

$$\sigma = \frac{\sqrt{p_0 \cdot p_1}}{n}.$$

Es war

$$p_0 = 575,$$
$$p_1 = 427,$$
$$n = 1002,$$

somit ergibt sich

$$\sigma = \pm \frac{\sqrt{p_0 \cdot p_1}}{n} = \pm \frac{\sqrt{575 \cdot 427}}{1002} = \pm \frac{\sqrt{245525}}{1002} = \pm \frac{495{,}51}{1002} = \pm\ 0{,}4941.$$

$$\sigma = \pm\ 0{,}4941 \text{ oder } \pm\ 49{,}41\ \%.$$

Es ergibt sich also genau der gleiche Wert, wie bei den oben ausgeführten Berechnungen.

Die Klassenfrequenzen werden auch immer in % der Gesamtpopulation n berechnet. Auch für diese Berechnung läßt sich die Formel $\sigma = \frac{\sqrt{p_0 \cdot p_1}}{n}$ umwandeln. Diese Formel lautet, ohne auf die Ableitung eingehen zu wollen:

$$\sigma = \pm \sqrt{p_0\ \% \cdot p_1\ \%}.$$

Werden hier die Werte eingesetzt, so ergibt sich:

$$\sigma = \pm \sqrt{p_0\ \% \cdot p_1\ \%} = \pm \sqrt{57{,}39\ \% \cdot 42{,}61\ \%} = \pm \sqrt{2445{,}38\ \%}$$
$$= \pm\ 49{,}45\ \%.$$

Der mittlere Fehler.

Der mittlere Fehler wird nach der Formel berechnet:

$$m = \frac{\sigma}{\sqrt{n}}.$$

Für σ läßt sich der eben gefundene Wert einsetzen, nämlich

$$\sigma = \sqrt{p_0\ \% \cdot p_1\ \%},$$

und erhält dann

$$m = \frac{\sqrt{p_0\ \% \cdot p_1\ \%}}{\sqrt{n}} = \pm \sqrt{\frac{p_0\ \% \cdot p_1\ \%}{n}}.$$

Werden hier die Werte eingesetzt, so ergibt sich:

$$m = \pm \sqrt{\frac{p_0\ \% \cdot p_1\ \%}{n}} = \pm \sqrt{\frac{57{,}39\ \% \cdot 42{,}61\ \%}{1002}} = \pm\ 1{,}562,$$

$$m = \pm\ 1{,}562.$$

Nunmehr folge eine Zusammenstellung der vorkommenden Symbole und Formeln:

Symbol	Bedeutung	Formel
A	Frei gewählte Ausgangsklasse zur Berechnung.	
$\pm a$	Abweichung einer Variantenklasse von der frei gewählten Ausgangsklasse A	$a = V - A.$
$\pm b$	Abweichung des Mittelwertes M von der frei gewählten Ausgangsklasse A	$b = M - A,$ $b = \frac{\Sigma pa}{n}.$
c	Klassenspielraum.	
D	Abstand der Mode Mo vom Mittelwerte M	$D = M - Mo.$
E	Wahrscheinlicher Fehler.	
E_M	Wahrscheinlicher Fehler des Mittelwertes M	$E_M = \pm \frac{Q}{\sqrt{n}} = \pm \frac{0{,}6745\,\sigma}{\sqrt{n}},$
E_σ	Wahrscheinlicher Fehler der Standardabweichung σ	$E_\sigma = \pm \frac{0{,}6745\,\sigma}{\sqrt{2n}},$
E_v	Wahrscheinlicher Fehler des Variationskoeffizienten	$E_v = \frac{0{,}6745 \cdot v}{\sqrt{2n}} \cdot \left[1 + 2 \cdot \left(\frac{v}{100}\right)^2\right]^{1/2}$ (nach Pearson).
Ex	Der Exzeß eines Polygons	Theoretische Formel: $Ex = \left(\frac{\Sigma p a^4}{n} : \sigma^4\right) - 3,$ Berechnungsformel: $Ex = \frac{\frac{\Sigma p a^4}{n} - \frac{4b\,\Sigma p a^3}{n} + \frac{6b^2 \Sigma p a^2}{n} - 3b^4}{\sigma^4} - 3.$
M	Mittelwert	$M = \frac{\Sigma pV}{n},$ $M = A + b,$ $M = A + \frac{\Sigma pa}{n} = A + b.$
m	Der mittlere Fehler.	
m_m (meist einfach m)	Mittlerer Fehler des Mittelwertes M	$m = \pm \frac{\sigma}{\sqrt{n}}.$
m_{Diff}	Mittlerer Fehler der Differenz zwischen zwei Mittelwerten.	$m_{Diff} = \pm \sqrt{m_1^2 + m_2^2}.$
m_σ	Mittlerer Fehler der Standardabweichung σ.	$m_\sigma = \pm \frac{\sigma}{\sqrt{2n}}.$

m_v	Mittlerer Fehler des Variationskoeffizienten v	wenn $v < 10$, gilt Formel: $m_v = \frac{v}{\sqrt{2n}}$, wenn $v > 10$, gilt Formel: $m_v = \frac{v}{\sqrt{2n}} \cdot \sqrt{1 + 2 \cdot \left(\frac{v}{100}\right)^2}$.
Med	Mediane $\left(\text{Grenze } \frac{n}{2}\right)$.	
Mo	Mode, Klasse mit größter Frequenz	$Mo = 3\,Med - 2M$, $Mo = M - 3(M - Med)$.
n	Gesamtzahl der Varianten einer Population oder Einheiten eines Kurvenareals.	
p	Anzahl der Varianten.	
Q	Galtons Quartil	$Q = \pm \frac{q_3 - q_1}{2}$, $Q = 0{,}6745\,\sigma$.
	M-Quartilkoeffizient	$\frac{100\,Q}{M}$.
	Med-Quartilkoeffzient	$\frac{100\,Q}{Med}$.
q_1 q_2 q_3 q_4	Viertelgrenzen einer Aufzählungsreihe.	
S	Schiefheitsziffer.	Theoretische Formel: $S = \pm\left(\frac{\Sigma p a^3}{n}\right) : \sigma^3$, Berechnungsformel: $S = \left(\frac{\Sigma p a^3}{n} - 3b\frac{\Sigma p a^2}{n} + 2b^3\right) : \sigma^3$.
V	Variante oder Mittelwert einer Variantenklasse.	
v	Variationskoeffzient	$v = \frac{100\,\sigma}{M}$.
wF	Wahrscheinlicher Fehler (vgl. E).	
$X-X$	Die Abszissenachse.	
$Y-Y$	Die Ordinatenachse.	
Z	Mittelpunkt des Spielraumes einer Variantenklasse V.	

$\pm \alpha$	Abweichung einer Variantenklasse vom Mittelwert M	$\alpha = V - M$.
	Standardwert einer Abweichung	$\frac{\alpha}{\sigma}$.
$\pm \delta$	Differenz zwischen dem Zentrum des Klassenspielraumes (der Klassenmitte und dem Mittelwert der Klasse V).	$\delta = Z - V$.
ν_1	Erstes Moment über A	$\nu_1 = \frac{\Sigma p a}{n}$ (+ oder —),
ν_2	zweites Moment über A	$\nu_2 = \frac{\Sigma p a^2}{n}$ (stets +),
ν_3	drittes Moment über A	$\nu_3 = \frac{\Sigma p a^3}{n}$ (+ oder —),
ν_4	viertes Moment über A	$\nu_4 = \frac{\Sigma p a^4}{n}$ (stets +).
Σ	Additionszeichen, Summenzeichen.	
σ	Standardabweichung	Theoretische Formel: $\sigma = \pm \sqrt{\frac{\Sigma p \alpha^2}{n}}$ oder genauer: $\sigma = \pm \sqrt{\frac{\Sigma p \alpha^2}{n-1}}$. Berechnungsformel: $\sigma = \pm \sqrt{\frac{\Sigma p a^2}{n} - b^2}$. Berechnungsformel bei Reihenvariation mit Sheppards Korrektur: $\sigma = \pm \sqrt{\frac{\Sigma p a^2}{n} - b^2 - \frac{c^2}{12}}$. Bei alternativer Variation: $\sigma = \pm \frac{\sqrt{p_0 \cdot p_1}}{n}$, $\sigma = \pm \sqrt{p_0\% \cdot p_1\%}$.
	Standardwert einer Abweichung	$\frac{\alpha}{\sigma}$.

Anhang.

Die Korrelation.

Unter Korrelation versteht man die Abhängigkeit der Veränderung eines bestimmten Merkmales von einer Veränderung eines andern bestimmten Merkmales. Vor allen Dingen kommt hier die korrelative Variabilität in Betracht, ein Begriff, in dem bereits die Erklärung enthalten ist, daß es sich um eine Reihe von Varianten handelt, die von einer andern Reihe von Varianten abhängig sind. Meist handelt es sich um Korrelationen bei quantitativen oder Reihenvariationen. So kann man beispielsweise interessiert sein, zu erfahren, ob Beziehungen zwischen der Länge und Breite einer gewissen Anzahl vorliegender geometrischer Körper bestehen. Um zur Erleichterung des Verständnisses die schon oben verwerteten Zahlen benutzen zu können, sei folgendes fiktive Beispiel durchgeführt.

Es werden bei einer Anzahl von 68 geometrischen Körpern sowohl die Maße der Länge als auch der Breite festgestellt. Hierbei erhält man sowohl für die Länge, als auch für die Breite eine Reihe von Varianten, die nunmehr je einzeln für sich variationsstatistisch verarbeitet werden können. Um aber die Korrelationsverhältnisse dieser beiden Reihen festzustellen, müssen diese miteinander verglichen werden.

Der Vergleich beider Reihen.

Bei der Untersuchung stellt sich heraus, daß ein Körper eine Länge von 279 mm aufweist, die Messung der Breite ergibt genau das gleiche Resultat. 8 Körper zeigen eine Länge von 282 mm, eine ebenso große Breite; 18 Körper weisen eine Länge von 284 mm auf, auch die Breite zeigt hier die gleichen

Werte usw. (Die Zahlen seien die gleichen, wie in dem oben durchgeführten Beispiel der opsonierten Bakterien.) Es geht daraus hervor, daß die beiden erhaltenen Variationsreihen genau identisch sind. Die Variationspolygone beider Reihen decken sich vollkommen.

Man sagt, es herrscht eine absolute, positive Korrelation zwischen der Länge und Breite der gegebenen geometrischen Körper. Die Frequenz einer jeden Variantenklasse einer Reihe verhält sich zu der Frequenz der entsprechenden Variantenklasse der anderen Reihe wie 1:1. Es heißt, die Korrelation ist + 1, wodurch das größtmögliche Maß der Korrelation ausgedrückt ist.

Von den beiden Eigenschaften wird die eine als X-Eigenschaft oder gegebene oder supponierte Eigenschaft bezeichnet und die andere als Y-Eigenschaft oder abhängige oder relative Eigenschaft. Es ist stets vollkommen gleichgültig, welche von beiden Eigenschaften man als die supponierte oder relative ansehen will.

Der Korrelationskoeffizient ν.

Der Korrelationskoeffizient ν ist eine Zahl zwischen + 1 und − 1 und gibt mit seiner Größe das Maß und mit seinem Vorzeichen die Richtung der Korrelation an. Handelt es sich um eine positive Zahl, so ist eine entsprechend große Korrelation vorhanden, derart, daß mit der Zunahme einer Eigenschaft auch die andere zunimmt. Ist keinerlei Korrelation vorhanden, so ist $\nu = 0$. Ist ν aber eine negative Zahl, so besagt dies, daß bei einem Anwachsen z. B. der X-Eigenschaft die Y-Eigenschaft abnimmt.

Der Korrelationskoeffizient berechnet sich nach der Bravaisschen Formel:

$$\nu = \frac{\Sigma p \alpha_x \alpha_y}{n \sigma_x \sigma_y}.$$

Die Berechnung nach dieser Formel ist dann sehr einfach, wenn M mit einem Klassenwert übereinstimmt, wenn also α eine ganze Zahl ist. Da dies aber nur in den seltensten Fällen vorkommt, wird die Berechnungsformel für ν angewendet:

$$\nu = \frac{\Sigma p a_x a_y - n b_x b_y}{n \sigma_x \sigma_y}.$$

Hier ist wieder α durch a und M durch eine frei gewählte Ausgangsklasse ersetzt. Es sei hier ebenfalls noch der mittlere Fehler m_ν des Variationskoeffizienten angegeben:

$$m_\nu = \frac{1 - \nu^2}{\sqrt{n}}.$$

Berechnung nach der Bravaisschen Formel.

Wie eben angegeben, lautet die Formel: $\nu = \frac{\Sigma p \alpha_x \alpha_y}{n \sigma_x \sigma_y}$. Zunächst wird der Zähler $\Sigma p \alpha_x \alpha_y$ berechnet. Es muß also jede Abweichung vom Mittelwerte des X-Merkmales mit der am gleichen Körper gefundenen Abweichung vom Mittelwert des Y-Merkmals und das so erhaltene Produkt wieder mit der Frequenz p multipliziert werden. Die Gesamtheit dieser Produkte wird summiert. Es ist also:

$$\begin{array}{rrrl}
p \cdot & \alpha_x \cdot & \alpha_y & = p \alpha_x \alpha_y, \\
1 \cdot & -5,1 \cdot & -5,1 & = +26,01, \\
1 \cdot & -4,1 \cdot & -4,1 & = +16,81, \\
4 \cdot & -3,1 \cdot & -3,1 & = +38,44, \\
8 \cdot & -2,1 \cdot & -2,1 & = +35,28, \\
10 \cdot & -1,1 \cdot & -1,1 & = +12,10, \\
18 \cdot & -0,1 \cdot & -0,1 & = +\ 0,18, \\
13 \cdot & +0,9 \cdot & +0,9 & = +10,53, \\
7 \cdot & +1,9 \cdot & +1,9 & = +25,27, \\
2 \cdot & +2,9 \cdot & +2,9 & = +16,82, \\
2 \cdot & +3,9 \cdot & +3,9 & = +30,42, \\
0 \cdot & +4,9 \cdot & +4,9 & = \quad 0\ , \\
1 \cdot & +5,9 \cdot & +5,9 & = +34,81, \\
1 \cdot & +6,9 \cdot & +6,9 & = +47,61, \\
\hline
 & \Sigma p \alpha_x \alpha_y & & = 294,28.
\end{array}$$

Es ist nunmehr noch der Nenner der Bravaisschen Formel zu suchen: $n \sigma_x \sigma_y$, also das Produkt der Standardabweichungen der X- und Y-Reihe und der Gesamtzahl der Varianten. Dies ist hier äußerst einfach, denn σ_x ist gleich σ_y, und σ war oben schon berechnet worden. Es war $\sigma = \pm 2{,}096$. Somit ist

$$n \cdot \sigma_x \cdot \sigma_y = 68 \cdot \pm 2{,}096 \cdot \pm 2{,}096 = 298{,}72.$$

Es ist also:

$$\nu = \frac{\Sigma p\, \alpha_x\, \alpha_y}{n\, \sigma_x\, \sigma_y} = + \frac{294{,}28}{298{,}72} = + 0{,}985 \text{ oder abgerundet } = + 0{,}99.$$

Somit ist $\nu = + 0{,}99$, also fast $+ 1$. Es zeigt sich also eine absolute positive Korrelation.

Der mittlere Fehler m_ν.

Hier möge sich gleich die Berechnung des mittleren Fehlers des Korrelationskoeffizienten anschließen. Dieser wird nach der obengenannten Formel $m_\nu = \frac{1 - \nu^2}{\sqrt{n}}$ berechnet.

Es ist also:

$$m_\nu = \frac{1 - \nu^2}{\sqrt{n}} = \frac{1 - 0{,}99^2}{\sqrt{68}} = \frac{0{,}0199}{\sqrt{68}} = 0{,}00241.$$

Die Formel hat nur dann Gültigkeit, wenn $\nu < 1$ ist.

Berechnung von ν nach der Berechnungsformel.

Es sei nunmehr zum Schluß ν auch noch nach der Berechnungsformel berechnet. Die Formel lautete:

$$\nu = \frac{\Sigma p a_x a_y - n b_x b_y}{n\, \sigma_x\, \sigma_y}.$$

Als Ausgangsklasse diene die Klasse 284. Die X-Werte und Y-Werte sind im vorliegenden Falle alle gleich. Die Werte waren schon früher berechnet worden.

Es war

$$b_x = 0{,}1,$$
$$b_y = 0{,}1,$$
$$M_x = 284{,}1,$$
$$M_y = 284{,}1,$$
$$\sigma_x = \pm 2{,}096,$$
$$\sigma_y = \pm 2{,}096.$$

Demnächst wird $\Sigma p a_x a_y$ berechnet. Hierzu dient folgende Aufstellung:

$$
\begin{aligned}
p \cdot \ a_x \cdot \ a_y &= p a_x a_y, \\
1 \cdot -5 \cdot -5 &= +25, \\
1 \cdot -4 \cdot -4 &= +16, \\
4 \cdot -3 \cdot -3 &= +36, \\
8 \cdot -2 \cdot -2 &= +32, \\
10 \cdot -1 \cdot -1 &= +10, \\
10 \cdot \ 0 \ \cdot \ 0 &= \ 0 \ , \\
13 \cdot +1 \cdot +1 &= +13, \\
7 \cdot +2 \cdot +2 &= +28, \\
2 \cdot +3 \cdot +3 &= +18, \\
2 \cdot +4 \cdot +4 &= +32, \\
0 \cdot +5 \cdot +5 &= \ 0 \ , \\
1 \cdot +6 \cdot +6 &= +36, \\
1 \cdot +7 \cdot +7 &= +49, \\
\hline
\Sigma p a_x a_y &= 295.
\end{aligned}
$$

Jetzt berechnet man $n b_x b_y$.

$$n \cdot b_x \cdot b_y = 68 \cdot 0{,}1 \cdot 0{,}1 = 0{,}68.$$

Ferner ist:

$$n \cdot \sigma_x \cdot \sigma_y = 68 \cdot \pm 2{,}096 \cdot \pm 2{,}096 = 298{,}72.$$

Folglich ist:

$$\nu = \frac{\Sigma p a_x a_y - n b_x b_y}{n \sigma_x \sigma_y} = \frac{295 - 0{,}68}{298{,}72} = +0{,}985 \text{ oder abgerundet} = +0{,}99.$$

Somit ist $\nu = +0{,}99$ oder ungefähr $= +1$, was auch nach der **Bravais**schen Formel gefunden war.

Literatur.

Es sind nur einige der wichtigsten Arbeiten und Werke angeführt.

Biometrica. Zeitschrift, seit 1902 von Pearson herausgegeben.

Davenport, C. B., Statistical Methods with special Reference to Biological Variation. 2th Edition. New York and London 1904.

Duncker, G., Die Methode der Variationsstatistik. Arch. f. Entwick.-Mech. Bd. VIII. 1899.

Johannsen, Elemente der exakten Erblichkeitslehre. Jena 1909.

King, W. J., The Elements of Statistic Method. New York 1912.

Lang, A., Die experimentelle Vererbungslehre in der Zoologie seit 1900. I. Bd. Jena 1914.

Pearl, Biometric ideas and methods in Biology. Scientia. Vol. X. 1911.

Yule, G. U., An Introduction to the theory of Statistics. London 1911.